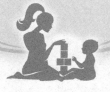

全国学前教育专业
"十三五"规划教材

0~3岁婴幼儿
保育与教育

◎ 邵小佩 邹霞 主编
◎ 徐旭荣 李营 副主编

人民邮电出版社
北 京

图书在版编目（CIP）数据

0～3岁婴幼儿保育与教育 / 邵小佩，邹霞主编. ——
北京 ：人民邮电出版社，2017.7（2022.5重印）
全国学前教育专业"十三五"规划教材
ISBN 978-7-115-45441-6

Ⅰ. ①0… Ⅱ. ①邵… ②邹… Ⅲ. ①婴幼儿—哺育—
幼儿师范学校—教材②婴幼儿—早期教育—幼儿师范学校
—教材 Ⅳ. ①R174②G61

中国版本图书馆CIP数据核字(2017)第092605号

内 容 提 要

本书主要包括早期教育的概论及国内外婴幼儿保育与教育的发展，0～3岁婴幼儿保育与教育的含义、特点及意义，0～3岁婴幼儿身心发展特点、保教基本原则与方法，胎儿期、新生儿期、乳儿期和婴儿期的保育与教育，0～3岁婴幼儿早期教养环境的创设，0～3岁婴幼儿教养活动的设计与实施，0～3岁婴幼儿家长的亲职教育，社区早期教育基地的开办与管理等内容。全书提供了很多视频资料，旨在帮助读者更直接地感知此阶段婴幼儿的发展，掌握保育和教育的知识，提升保教能力。读者扫描封面二维码登录"微课云课堂"即可观看视频。

本书不仅可作为普通高等院校、职业院校学前教育专业学生使用的教材，也可作为早期教育机构培训用书，还可作为早期婴幼儿家长的自学参考书。

- ◆ 主　　编　邵小佩　邹　霞
　　副 主 编　徐旭荣　李　营
　　责任编辑　古显义
　　责任印制　焦志炜
- ◆ 人民邮电出版社出版发行　　北京市丰台区成寿寺路 11 号
　　邮编　100164　电子邮件　315@ptpress.com.cn
　　网址　http://www.ptpress.com.cn
　　北京联兴盛业印刷股份有限公司印刷
- ◆ 开本：700×1000　1/16
　　印张：12.5　　　　　　　2017 年 7 月第 1 版
　　字数：208 千字　　　　　2022 年 5 月北京第 14 次印刷

定价：35.00 元
读者服务热线：(010)81055256　印装质量热线：(010)81055316
反盗版热线：(010)81055315
广告经营许可证：京东市监广登字 20170147 号

近年来，随着神经科学、生命科学及教育科学等从实证的角度确立了早期学习和早期经验的重要性以来，0～3岁婴幼儿保育与教育成为当今世界学前教育领域的一个热点，备受世界各国政府、学者和教育工作者的关注。随着我国教育改革的不断深入，我国政府、教育工作者、家长开始普遍重视0～3岁婴幼儿早期保育与教育，整个社会正在形成重视婴幼儿早期教育的氛围。在这股浪潮中，托班、早教机构如雨后春笋般遍地开花。

从目前早期教育实际工作状况来看，存在着诸多问题，如管理体制不顺、未纳入政府的公共服务体系、家长和早期教育工作者对该领域的最新研究进展和成果了解甚少、早期教养师资培养和课程开发明显滞后、专业指导力量十分薄弱、现有幼教体系已远远不能满足广大家长日益增长的需要等。这些问题都对我国早期教育工作提出了巨大的挑战。婴幼儿正处于人生发展的初始阶段，我们必须用科学的研究方法认识婴幼儿早期生活的特点，认识婴幼儿的行为方式，认识婴幼儿与环境的互动，保护婴幼儿的权利，推动婴幼儿内在需要的不断发展。为了解决早期教育科学化的问题，必须普及科学育儿知识，提高婴幼儿保教人员的育儿水平，从而提高婴幼儿期生命个体的质量。本书正是在此背景下编写的。

《0～3岁婴幼儿保育与教育》是一门交叉学科，它以《学前教育学》《学前心理学》《学前卫生学》《学前教育课程与活动指导》等学科为基础和理论指导，细致研究0～3岁婴幼儿的保育与教育的综合问题。本书直接指向我国0～3岁婴幼儿早期教育事业的发展实际和需要，编写中注重理论与实践结合，具有针对性和实用性；目标上突出培养学生在婴幼儿保教工作中的理论素养和实践能力，内容上突出0～3岁婴幼儿保教知识的全面性、专业性和通俗性；适用范围上兼顾学科系统性和我国国情多样性的统一。同时静态文本配以视频资料，使学习者能更直接地感知此阶段婴幼儿的发展，掌握保育与教育的知识，提升保教能力。本书运用"互联网+"思维，充分利用现代化信息技术手段，通过扫描二维码，创新教材呈现形式，拓展教材内容和学习材料。

扫描封面上的二维码或者直接登录微课云课堂（www.ryweike.com）后，用手机号码注册，在用户中心输入本书激活码（f1d9724c），将本书包含的微课资源添加到个人账户，获取永久在线观看本书微课视频资源的权限。

本书的教学时数建议为54（36+18）学时，各章的参考教学课时如下。

章节	课程内容	课时分配	
		讲授	实践训练
绪论		2	
第一章	0～3岁婴幼儿保育与教育概述	2	
第二章	胎儿的保育与教育	4	2
第三章	新生儿的保育与教育	6	2
第四章	乳儿的保育与教育	5	3
第五章	婴儿的保育与教育	5	2
第六章	0～3岁婴幼儿早期教养环境的创设	2	2
第七章	0～3岁婴幼儿教养活动的设计与实施	4	3
第八章	0～3岁婴幼儿家长的亲职教育	3	2
第九章	社区早期教育基地的开办与管理	3	2
课时总计		36	18

本书是集体智慧的结晶，凝聚了编写者们的智慧与辛劳。各章编写者分别是：绪论、第一章由邵小佩编写；第二章由赵丽丹编写；第三章由王彦君编写；第四章由吴双与冯延梅编写；第五章由王涛编写；第六章由李小琴编写；第七章由邵小佩和张哲编写；第八章、第九章由吴双编写。全书由邵小佩、邹霞统稿，徐旭荣、李营负责视频拍摄与审核。

编写人员在编写过程中借鉴和参阅了国内外同行大量的相关研究成果，在此，谨向这些相关成果的原作者表示衷心的感谢！

由于编者水平有限，书中难免存在缺漏和不当之处，敬请阅读和使用本书的专家、同行教师与广大读者批评指正，以便我们修正与完善。

编　者

2017年2月

目录
CONTENTS

绪论

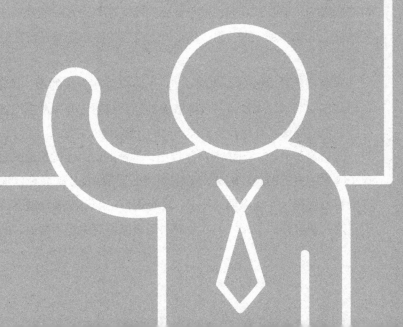

0～3岁是人生的起步阶段，是大脑迅速发展的重要时期，是各种潜能开发最为关键的时期，也是进行教育的好时机。意大利著名儿童教育家蒙台梭利认为：3岁决定人的一生。中国也有俗话说：3岁看大，7岁看老。由此可见，3岁前的早期教育对于孩子一生的发展具有十分重要的意义。

一、教育学家、心理学家对早期教育的认识

100多年前，一位年轻的母亲带着两岁半的孩子来到达尔文家中，她专门来请教达尔文先生："尊敬的先生，我现在开始给孩子进行教育，是不是太早了一点？"达尔文问这位夫人："您的孩子多大了？"夫人答道："才两岁半。"达尔文惋惜地说："夫人，您已经迟了，整整迟了两年半。"达尔文认为教育应该从婴儿一出生便开始。

拓展阅读

苏联著名生理心理学家、高级神经活动学说的创始人巴甫洛夫也说过：如果你在婴儿出生的第三天才开始教育，那么你就已经晚了两天。

蒙台梭利在《吸收性的心智》一书中明确指出：生命中最重要的时期并非大学念书阶段，而是人生的最早期，儿童出生后头3年的发展，在其程度和重要性上，超过了儿童一生中的任何阶段，它是智力形成的最重要时期。人的一生头3年胜过以后发展的各个阶段，胜过3岁以后直到死亡的总和。

日本教育家铃木镇一认为，人的一生将会受到婴幼儿时期所形成的性格和心灵特征的影响。难以改变的、根深蒂固的性格在婴幼儿时期就形成了，因为婴幼儿时期——"儿童之魂"的时期，在心灵上留下的烙印就像是留在胶片上的影像，是难以磨灭的。

苏联著名教育家马卡连柯认为：5岁以前所完成的事，占全教育过程的90%。让幼儿在早期学习事物，不仅能够使神经系统的传导体发生机能性的变化，而且对神经细胞的成长、分化，及精神活动的大脑基质的形成，产生本质性的影响。

德国的卡尔·威特在1800年提出，教育的威力远比普通人想象的强大。如果从孩子刚生下来的时候（0岁）就对他们进行恰如其分的教育，那么，就能把他们培养成智力优秀、才能卓越的孩子。他运用自己的早期教育理念，把自己的先天稍有不足的儿子培养成了天才：八九岁时已经能够自由运用德语、法语、意大利语、拉

丁语、英语和希腊语六国语言，也通晓化学、动物学、植物学和物理学，而他尤为擅长的是数学；9 岁时考入莱比锡大学；10 岁进入哥廷根大学，12 岁发表了关于螺旋线的论文，受到一些学者的好评；13 岁出版了《三角术》一书；14 岁时，被授予哲学博士学位。16 岁获得法学博士学位，并被任命为柏林大学的法学教授；23 岁发表《但丁的误解》一书，成为研究但丁的权威。与那些过早失去后劲的神童们不同，卡尔·威特一生都在德国的著名大学里教学，讲到 1883 年 3 月 6 日逝世为止，他的事迹是有口皆碑的。

联合国儿童基金会执行主任卡罗尔·贝拉米在 2001 年世界儿童状况报告中指出：就像农民知道有了好的天气和肥料加上合适的田间管理就会有好的收成一样，要想让未来的社会成为健康、幸福和丰富多彩的乐园，那么最佳的投资时机便是在奠基阶段，对人而言，最理想的年龄莫过于出生后的头三年。这个时候，孩子与父母、家庭成员及其他成人的接触和交往会影响到孩子的大脑发育。固然任何时候增进孩子的健康和发育的行动都不是徒劳之举，但如果孩子出生后没有一个好的开端，那么他们可能永远也不会充分挖掘或实现自身的潜能了。

美国哈佛大学教授怀特说，在过去的几千年里，教育工作者的经历主要放在 6 岁或 8 岁以后的孩子身上。现在，世界终于发现这种做法是错误的。孩子的头三年经验的重要性，远远超过我们过去所想象的。对于婴儿和学步期的孩子，生活中每个简单的动作都是他们日后一切发展的基础，没有什么工作比哺育头三年的孩子更重要了。

中国幼教之父、著名儿童教育家陈鹤琴认为，幼稚期是人生最重要的一个时期，什么习惯，语言，技能，思想，态度，情绪都要在此时期打一个基础，若基础打得不稳固，那健全的人格就不容易形成了。

中国著名教育家陶行知认为，凡人生所需要的重要习惯、倾向、态度，多半在 6 岁以前培养成功。

由此而见，教育要从出生开始着手，出生后的头三年是人成长的关键期，是各种感觉器官迅速发育的时期，这一阶段的早期教育重点在于使孩子的各种感觉器官接受丰富而有益的刺激，这些经验都会在幼儿的大脑里留下深刻的印象，进而为今后的进一步发展奠定良好的基础。

二、早期教育的学科理论研究

0～3岁婴幼儿早期教育与保育之所以越来越被人们重视，是因为它建立在科学研究基础之上，有其存在的理论基础。

（一）生理学研究的依据

人体由许多器官、系统组成，它们可以完成语言交流、身体运动、空间感知、情感表达等各种机体活动，而这些活动的完成离不开大脑这个人体机能的主要控制器官，人所有的思维活动也是在大脑的控制下得以完成的。人的早期生活之所以对人的一生发生重要影响在于人的大脑发育先于身体的发育，这是早期心理发展和早期保育与教育重要的生理基础。生理学研究表明，人的一生中，大脑皮层神经细胞从胎儿5个月时开始增殖分化，直到出生后一年增殖基本结束，之后进入神经细胞体积增大、树突增多和发育、神经髓鞘形成和发育的复杂化阶段。

1. 3岁前脑重迅速增加

儿童的大脑从胚胎时期开始发育，到出生时，其重量已达350克，是成人脑重的25%，而这时，体重只占成人的5%。此后第一年内脑重增长速度最快，6个月时，达700克左右，占成人脑重的50%，而其体重到10岁时才达到成人的50%。到1岁时，儿童脑重达到900克左右，达到成人脑重的60%多。到2岁时，脑重约为出生时的3倍，增加到1050～1150克，约占成人脑重的75%。到3岁时，已接近成人脑重范围，以后增长速度变慢。

2. 出生后脑神经细胞结构不断复杂化、神经纤维不断伸长

根据大脑生理学的研究，儿童大脑重量的增加并不是神经细胞大量增殖的结果，而主要是神经细胞结构的复杂化和神经纤维的伸长。婴幼儿出生时，神经元结构简单，神经纤维短而少，像树枝稀疏的小树，大部分神经纤维还没有髓鞘化。出生后各类神经元分化，神经纤维生长繁殖，树突发育迅速，突触连接增多，其所组成的网络越稠密，人体的各种机能则越发达，到2岁时则枝繁叶茂起来。儿童从出生至24个月龄神经元发育如图0-1所示，大部分神经纤维髓鞘化在出生后1～2年内完成。

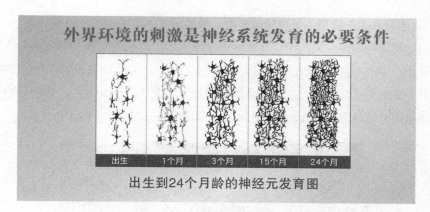

图0-1　出生至24个月龄神经元发育图

（二）心理学研究的依据

1. 儿童早期是智力发展最重要的时期

美国教育心理学家布鲁姆经过20多年对1000多人的追踪研究，在1964年出版的《人类特性的稳定与变化》一书中提出了一个令教育界震惊的结论：假设人在17岁时智力为100%，那么0～4岁获得其中的50%，4～8岁获得30%，8～17岁获得其余的20%。布鲁姆提出的儿童智力发展图如图0-2所示，可见4岁前是儿童智力发展最为迅速的时期。

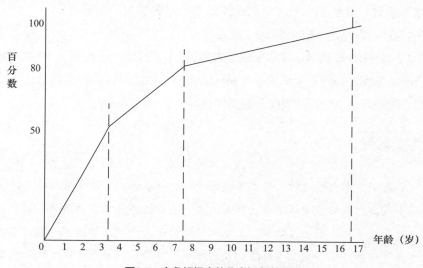

图0-2　布鲁姆提出的儿童智力发展图

2. 学习具有关键期（又称最佳年龄、敏感期等）

奥地利动物习性学家，1973 年生理医学诺贝尔奖得主劳伦兹（K.Z.Lorenz）在研究小鸭和小鹅的习性时发现，它们通常将出生后第一眼看到的对象当作自己的母亲，并对其产生偏好和追随反应，这种现象叫"母亲印刻（Imprinting）"，如图 0-3 所示。心理学家将"母亲印刻"发生的时期称为动物认母的关键期（Critical Period）。

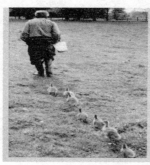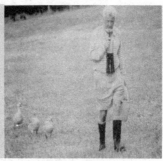

图0-3　小鸭认母的印刻现象

其他心理学家在研究后也发现，在人类发展早期，同样存在着获得某些能力或学会某些行为的关键期。在关键期内，个体的某种能力（行为）处在一种积极的准备和接受状态，如果这时能得到适当的刺激，这种能力（行为）就会迅速地发展起来。蒙台梭利教育中对"敏感期"有这样的相关描述：当敏感力产生时，孩子在内心会有一股无法抑制的动力，驱使孩子对他所感兴趣的特定事物，产生尝试或学习的狂热，直到满足需求或敏感力减弱，这股力量才会消失。如果人类错过了发展的敏感期，虽然不会造成不可逆转的遗憾，却会阻碍人的发展，甚至导致行为和能力的障碍。"猪孩""狼孩"就是例证。

拓展阅读

典型案例

如果小羊刚出生后的几天不在妈妈身边，以后它就不再合群而总是乱跑。如果小鸟出生后的头几周不在鸟群生活，它将永远不能唱出动听的"歌声"。

我国辽宁省台安县"猪孩"王显凤从小被继父遗弃在猪圈中吃猪奶长大。她学会了在猪槽中抢食、啃草根树皮、扒土、蹭痒。一直到 8 岁才被人发现，救出来后，发现她不会说话、穿衣、吃饭，跟猪的习性一样，其智商测试结果为39，相当于3岁半的孩子。专业人员运用各种方法对她教育、训练了3年，她才初步学会10以内加减法，仍然只有68的低智商。

印度"狼孩"卡马拉（见图0-4），只有几个月大的时候就被狼叼去哺养，7岁时才被人从狼窝中救出来。由于多年来与狼生活在一起，她错过了学习语言、行走、运动等关键期，她不会走，不会用手拿东西，只会爬。她的习性是白天潜伏，夜间活动，午夜嚎叫，只会用嘴叼吃生肉。人们努力教育她去掉狼性，恢复人性，但收效甚微。一个简单的站立她学了2年时间，走路学了6年时间。17岁临死时只学会说45句常用的话，智力仅相当于4岁的孩子。

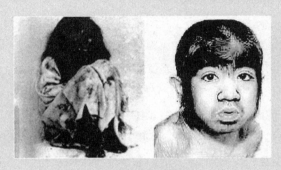

图0-4 印度"狼孩"

3. 才能递减法则

日本著名的早期教育家木村久一在其著作《早期教育与天才》一书中指出：儿童具备潜在能力，但这种潜在能力是遵循递减法则的。一个生来具备100度可能能力的儿童，如果从一出生就给他进行理想的教育，那么他潜在的能力就可能达到100度；如果从5岁开始教育，即使是施以最优秀的教育，他的潜能也只能达到80度；而从10岁开始，不管教育方法怎样好，潜能也只能达到60度。也就是说，教育开始得越晚，儿童潜在的能力实现得就越小。

国内外的教育理论与实践充分证明了人的潜能存在递减法则，为警惕潜能递减，需要特别重视0～3岁的早期教育，对孩子教育得越早，越能充分开发孩子的智力，取得的效果就越明显，孩子长大后成功的机会就越多。

4. 婴幼儿生来具有惊人的学习潜能

无数实验研究和教育实践均证明，新生儿从出生之日起就具有主动探索外部世界的潜在能力，而且还具有相当"惊人"的反应和学习能力。新生婴儿出世不久，看见亮光就会把头转向亮光之处；听到巨响的声音会有哭叫的反应；当奶头接触他的嘴唇时就张嘴吸吮。这些都是天生的本能反应，是对外界事物的无条件反射。为了生存，他还必须学会适应新的生活环境的一些本领，于是，他就在已具有的无条件反射的基础上，开始主动地探索他生活的小世界，在接触各种事物中，他可以感受到各种刺激，并在不断地重复、强化的过程中建立起新的条件反射，例如，出生8小时的婴儿就具有模仿母亲吐舌头的能力。

5. 3岁前是性格形成的最佳期

蒙台梭利指出，出生不久的新生儿经常从父母那里得到抚爱，往往性情比较温和、友爱，易形成依赖感。相反，如果新生儿得不到父母或看护人的亲近，那么他的心理发展将会受到极大摧残，并最终变得智力低下、性情粗暴、行为野蛮。

1980年，英国伦敦精神病学研究所教授卡斯比同伦敦国王学院的精神病学家们进行了试验观察。他们的研究对象是当地的1000名3岁婴幼儿，通过面对面观察、谈话测试，将他们分为充满自信、良好适应、沉默寡言、自我约束和坐立不安五大类。到2003年，当这些婴幼儿长到26岁时，卡斯比等人再次与他们进行了面谈、观察及对他们的朋友和亲戚进行了调查，而后得出结论：3岁婴幼儿的言行可以预示他们成年后的性格。如果父母能在孩子3岁前对其个性上的优点有意进行培养，对其个性中的缺陷和弱点有意识进行矫正，这对塑造幼儿良好个性是十分重要的。

三、国内外0～3岁婴幼儿保育与教育的发展

2001年9月，联合国大会召开儿童特别会议，会议形成了三点共识：每个儿童都应该有一个最佳人生开端；每个儿童都应接受良好的基础教育；每个儿童都应有机会充分挖掘自身潜能，成为一名有益于社会的人。联合国儿童基金会执行主任罗尔·贝拉米认为，任何负责任的政府和个人都应把早期儿童放在最优先考虑的位置。世界上许多国家都提出了从婴儿一出生就对他们进行教育的观点，早期保育与教育已成为提高人口素质的国策，下面列举几个国家。

（一）美国的早期保育与教育

美国的早期保育与教育包括 0 ~ 12 岁的整体教育计划，6 岁以下均属于学前教育，提供教育从生命的第一天开始。

从 20 世纪 60 年代开始，美国 0 ~ 3 岁早期教育经历了快速发展的一段时期，一系列发展计划和项目开始实施并取得成效。始于 1965 年的"启智项目"，由一些志愿者、非营利性组织和学校为孕前、孕期和产后的妇女提供卫生保健服务，并为婴幼儿营养以及婴幼儿家庭以外的早期教育提供信息。

美国的"早期开端教育计划（Early Head Start）"是由美国政府基金资助的、以社区为基础的、为带有婴幼儿与怀孕妇女的家庭而设置的教育方案。主要内容是：促进婴幼儿的身体、社会性、情感及智力的发展；支持父母双方发挥他们养育婴幼儿的角色；帮助父母迈向经济上的独立。

针对家长的早教培训机构，以 1981 年密苏里州教育部创办的"父母作为老师"（PAT）的项目最为著名。目前该机构已将他们的项目推广至全美 47 个州，培训了 8000 名"父母辅导者"，这些工作人员的任务是每月对会员家庭进行一小时的家访。美国的另一项以家庭为基础的父母教育计划，称为"HIPPY 计划"，即学龄前儿童的家庭指导计划。该计划得到了当时美国总统的支持。HIPPY 计划直接把培训带入家庭，接受培训的母亲每周接受一次访问，每隔一周参加一次与其他父母的聚会。

1997 年，美国总统克林顿为保证每个美国公民拥有世界上最好的教育，并且在 21 世纪的知识经济竞争中获得成功，他在关于知识经济的国情咨文中提出了头脑启动计划——从生命诞生的第一天就开始的婴儿教育计划。"教育从第一天起"的观念在美国家长的头脑中根深蒂固。

（二）英国的早期保育与教育

英国从 1997 年启动"良好开端"（Sure Start），是政府五年发展计划中"优先发展"的政策之一，是一项以早期保教为切入点的、综合性社区婴幼儿早期发展和教育的服务计划，旨在为生活在条件不利区域的未来父母以及拥有 3 岁以下婴幼儿的家庭提供更多、更好的服务。

英国国家早期教育纲要（the Early Year Foundation Stage，EYFS）是由英国教育部历时 12 年，以"给父母最好的选择、给婴幼儿最好的开端"为宗旨提出的一个教育方案。2008 年此方案正式纳入英格兰法制中。EYFS 的目标是：给所有 0 ~

5 岁的婴幼儿提供一个连续的发展与学习体系，使他们在生活中获得更多、更好的发展机会，让每个婴幼儿都能在将来成为身心健康，拥有安全感、成功和快乐的人。

（三）新西兰的早期保育与教育

新西兰从 1972 年开始从事婴幼儿成长跟踪。1993 年开始，启动了以前首相名字命名的 3 岁前婴幼儿教育的国家计划——"普卢凯特计划"。该国教育部在《面向 21 世纪的教育》报告中明确提出：教育必须从出生开始。

（四）德国的早期保育与教育

德国政府对 0 ～ 3 岁婴幼儿采取以家庭教育为主的政策。政府在社区成立了许多"儿童之屋"（Kinder House），"儿童之屋"面向 1 ～ 12 岁的儿童，肩负托儿、幼教等任务。同时，为了实现早期社区教育计划与方案，政府规定：0 ～ 3 岁婴幼儿的父亲或母亲可以向所属工作单位申请长达 3 年的教育假，留职停薪，由政府按月发给教育津贴。

（五）瑞典的早期保育与教育

在北欧丹麦、挪威、芬兰和瑞典四国中，公共托幼服务发展最早的是丹麦，瑞典后来居上，建立了完善的公共托幼服务网。在瑞典，孩子出生后，父母中的一方可以休假 1 年并继续享受全额工资，在家中全心照顾和教育孩子。瑞典几十年来一直对早期教育高额投资，1/3 的教育经费投资在早期教育上。

（六）秘鲁、加纳的早期保育与教育

秘鲁 1992 年建立了包括教育部、卫生部、农业部、国家家庭福利研究所在内的"3 岁前的娃娃之家"工程，专门对 3 岁前的孩子进行早期教育。

加纳是第一个批注《儿童权利公约》的国家，根据世界儿童首脑会议通过的行动纲领（1990 年），加纳制定了以"儿童不能等待"为题的 0 ～ 6 岁儿童发展的国家行动计划。他们把 0 ～ 6 岁儿童教育列入了国家行动。他们认为：0 ～ 3 岁是早期教育的黄金期，也是大脑发育的黄金期，3 岁以前大脑发展最快；婴幼儿时期也是心理发展最迅速的时期，年龄越小发展越快；婴幼儿时期还是掌握口语、数字逻辑概念的关键期，是行为、性格、人格发展的奠定期。

（七）中国的早期保育与教育

20 世纪 90 年代末，随着我国教育改革的不断深入，人民生活水平的改善及终身教育理念的提出，0 ～ 3 岁婴幼儿早期潜能开发和早期教养研究开始引起关注。北京、武汉、天津、广州、江苏等地先后开展了相关研究。如武汉的 0 岁方案、北京的"2049计划"、天津的 3 岁前婴幼儿教养研究、广州的百婴潜能开发计划、江苏的开发儿童潜能研究等，但大都停留在非政府组织层面。

拓展阅读

21 世纪初，0 ～ 3 岁婴幼儿早期教养工作开始进入国家决策阶段。2001 年国务院批准印发的《中国儿童发展纲要（2001—2010 年）》中第一次指出，把逐步建立和完善 0 ～ 3 岁早期教育工作体系的目标作为今后社会发展的一个重要领域。对 2001—2010 年的 0 ～ 3 岁儿童教育发展提出了目标和策略措施：发展 0 ～ 3 岁儿童早期教育，建立并完善 0 ～ 3 岁儿童教育管理体制，争取到 2010 年，婴幼儿家长的科学喂养知识普及率达到 85%。

2003 年 3 月，国务院办公厅转发教育部、全国妇联等部门《关于幼儿教育改革与发展的指导与意见》，将 0 ～ 3 岁婴幼儿教育纳入整个国民教育体系进行统筹规划，将"要全面提高 0 ～ 6 岁儿童家长及看护人员的科学育儿能力"纳入我国婴幼儿教育发展总目标。

2010 年 5 月，国务院审议并通过的《国家中长期教育改革和发展规划纲要（2010—2020 年）》再次明确要求"重视 0 ～ 3 岁婴幼儿教育"，正式将 0 ～ 3 岁婴幼儿早期教育列入了中长期教育改革和发展规划之中。并呼吁要提高 0 ～ 3 岁婴幼儿早教从业人员队伍专业化水平，要求 0 ～ 3 岁婴幼儿早期教育从业人员持证上岗。

2011 年国务院印发的《中国儿童发展纲要（2011—2020 年）》指出，要"积极开展 0 ～ 3 岁儿童科学育儿指导"，通过"积极发展公益性普惠性的儿童综合发展指导机构，以幼儿园和社区为依托，为 0 ～ 3 岁儿童及其家庭提供早期保育和教育指导。加快培养 0 ～ 3 岁儿童早期教育专业化人才"的策略，达到"促进 0 ～ 3 岁儿童早期综合发展"的教育目标。

综上所述，我们可以看到婴幼儿早期保育与教育引起了世界许多国家政府和社会各方面的高度重视，它已经成为提高人类文明水平，促进社会进步的重要内容，是人才培养的奠基工程。

第一章

0~3岁婴幼儿保育与教育概述

引入案例

嘟嘟，女，25个月。在亲子活动中，老师引导家长与幼儿进行"小手拍一拍"活动，要求家长在老师的指导下，跟着音乐主动地去拍自己孩子的手，而且老师的指导要有一定的目的性，要能吸引孩子的注意力。嘟嘟妈妈和嘟嘟跟着音乐做动作，可当嘟嘟妈妈想去拍嘟嘟手的时候，嘟嘟却转过了身体，向有玩具的方向走去。嘟嘟妈妈看到其他孩子都在做，就有点急了，一把将嘟嘟拉到自己的身边坐下来，嘟嘟不愿意，两人就在那儿纠缠起来，最终嘟嘟妈妈求助老师，老师过去引导嘟嘟进行游戏，嘟嘟最终与老师进行了游戏，而妈妈只是无奈地看着自己的孩子。

问题：案例中，嘟嘟是一个有自己活动想法的孩子，她想去玩自己想玩的玩具，对妈妈的指令不是很服从。而妈妈却不顾孩子的需求，硬拉嘟嘟按自己的意愿活动，这是不正确的亲子互动行为。那么，应如何科学地进行0~3岁婴幼儿的保育与教育呢？

本章学习目标

1. 理解0~3岁婴幼儿保育与教育的内涵、特点及意义。
2. 掌握0~3岁婴幼儿身心发展特点、保教基本原则与方法。

第一节　0~3岁婴幼儿保育与教育的含义、特点及意义

0~3岁特指人生命的头三年。人之初仅用三年的时间，却完成了人的生命历程中最富有里程碑意义的离开母体、独立行走、初步连接社会的三步跨越。一个呱呱坠地的柔弱小生命逐步掌控了自己的身体、开始探索周围的世界，并在与外界日益增多的交流中，与他人建立起亲密的关系。这一切都为其成长为完整意义的人及其终生的发展奠定了重要基础。

一、0～3岁婴幼儿保育与教育的含义

（一）0～3岁婴幼儿保育的含义

刚刚出生的婴儿，是一个十分孱弱的个体，其知识经验缺乏，且自我照顾和自我保护能力差，他们不具备独立生存的能力，必须依赖于成人而生存和生活。正因为婴幼儿的这种依赖性，决定了成人要为他们提供必需的生活环境与条件，要给予他们精心的照顾与养育，这是婴幼儿得以生存和健康成长的重要保证。有关这方面的工作，通常称为保育工作。

"保"指保护，"育"有生育、养育、培育之意。综合来看，0～3岁婴幼儿保育即指成人（家长或保教人员）为0～3岁婴幼儿提供的生存与发展的有利环境和物质条件，给予婴幼儿精心的照顾和养育，以保护和促进婴幼儿身体和机能正常发育和良好发展。保育包括对婴幼儿身体、心理及社会适应能力的保护和培养。保育由家庭保育和托幼机构保育构成。

（二）0～3岁婴幼儿教育的含义

0～3岁婴幼儿教育指成人（家长或保教人员）根据0～3岁婴幼儿的生理和心理发展特点而进行的有针对性地指导和培养，以促进婴幼儿多元智能、情感、社会性等方面的良好发展，为其健康人格的形成打下良好的基础。

很多家长对婴幼儿早期教育的认识存在误解，以为婴幼儿早期教育就是教知识。这种认识是错误的，婴幼儿早期教育不是超前、超常地学习知识、识字、背诗歌，而是以科学的教养方式丰富宝宝的体验，培养宝宝良好的习惯和思维方式，给宝贝营造一个健康、安全的成长氛围，既让他们感受童年的快乐又让他们通过早期教育身心获得健康的发展。

婴幼儿保育和教育虽然是两个不同的概念，但婴幼儿的身心发展是一个统一的整体，因此应该注重保教结合、教养并举。

二、0～3岁婴幼儿保育与教育的特点

0～3岁婴幼儿年龄阶段的特殊性，决定了这个阶段的保育与教育有别于其他年龄段。此阶段的保育与教育的特点主要体现在以下四个方面。

（一）教育对象具有特殊性

0～3岁婴幼儿保育与教育的第一教育对象是0～3岁婴幼儿。现代心理学研究证明，3岁前获得的经验对其一生的影响非常深远。如果3岁前的环境和教育处置不当，将会对个体成年后的发展造成不利影响。人类的绝大多数"敏感期"或"关键期"都是从0～3岁开始的。

家庭是婴幼儿成长的摇篮，我国3岁以下的婴幼儿90%以上都在家中进行养育，家长是更为直接的婴幼儿早期教育的实施者，家长是否接受教育和培训直接影响婴幼儿的健康发展，因此，0～3岁婴幼儿教育对象还包括婴幼儿的家长，家长应通过早教指导与服务获得教养知识与经验。

（二）保教主体具有广泛性

这里的保教主体指谁来负责具体的保教与教育工作问题。早期教育教师和广大的家长都是婴幼儿保育与教育活动的教育主体。

（三）保教内容和方法具有独特性

从教育内容上看，0～3岁婴幼儿保育与教育包括针对婴幼儿生理（如早期营养与喂养、卫生与保健）和心理（如语言、动作、认知和社会性等方面的教育）两方面的系统教养活动。以保育为主、教育为辅。

从教育方法上看，0～3岁婴幼儿保育与教育必须针对这一年龄阶段幼儿的身心发展规律，关注个体差异，以个别教育为主实施，因材施教。

（四）事业主体具有多元性

0～3岁婴幼儿保育与教育事业的具体实施和管理工作由多个主体负责，包括教育、卫生、计生、社区、家庭……这些部门各有分工，各负其责。因此，0～3岁婴幼儿保育与教育事业具有跨部门、跨行业、跨学科的特点。

三、0～3岁婴幼儿保育与教育的意义

学前教育是现代国民教育体系的重要组成部分，是学校教育和终身教育的奠基阶段。0～3岁婴幼儿保育与教育是学前教育的重要环节，是整个教育的起点和开端。重视婴幼儿的保育与教育，对促进婴幼儿的后续学习和终身发展，提高国民整体素

质具有十分重要的意义。

（一）对个体的作用

0～3岁婴幼儿早期保育与教育对个体的作用主要体现在以下四个方面。

1. 利用关键期所带来的教育契机，为个体终身发展奠定基础

婴幼儿时期是人许多方面发展的关键期，在这一时期进行科学的保育和教育，可以充分发掘人的潜能，从而对其一生的成长与发展产生不可估量的作用。相反，如果剥夺婴幼儿时期的正常接受保育和教育的权利，在其成长关键期放弃教育，任其发展，他们就会丧失学习的最佳时机，日后想要学习关键期内的某项事物，不仅要付出更大的心力和时间，而且难以取得令人满意的成效，有时造成的损失将是终身都无法弥补的。

2. 对早期处境不利的儿童提供补偿，使他们实现正常发展

处境不利的儿童主要指弱势群体的儿童，如处于贫困家庭、单亲家庭、残疾家庭、犯罪家长的家庭、有虐待倾向的家庭，以及收养的儿童、早期问题儿童等。如果处境不利的儿童早期不能受到良好的教育，将在人生最初的关键几年毫无例外地"输在起跑线上"，从而为其人生的后续阶段发展的不利埋下恶性循环的伏笔。对早期处境不利的儿童提供教育补偿，必然会促进他们实现正常发展。英国的"Sure Start"计划、美国的"Early Head Start"计划，均是面向处境不利儿童的早期补偿教育计划。

3. 及时干预先天不足（先天生理缺陷、心理障碍或行为问题）的儿童，防止早期问题持续恶化

由于大脑的可塑性和儿童发展关键期的存在，在儿童出生后的头几年，其身体器官、骨骼、神经系统等都处于迅速发育阶段，可塑性极大，只要适时地抓住这个关键阶段，尽早进行科学的喂养、训练和教育，实施"早期干预"，针对其进行一系列救助措施，就会更容易将问题消除在萌芽状态，防止早期问题持续恶化，并产生较好的弥补效果，甚至使问题得以完全改善，从而为儿童的后续发展奠定良好的基础。

4. 提高家庭教育的质量，改善婴幼儿成长的家庭环境

与其他任何时段和任何类型的教育相比，0～3岁婴幼儿的教育与家长的联系

是最密切的，因为家长本身就是0～3岁婴幼儿早期教育的教育对象之一。家长通过参与0～3岁婴幼儿早期教育活动，能学到如何在家庭中教育孩子，改善婴幼儿成长的家庭环境，从而提高家庭教育的质量，促进孩子的发展。

（二）对社会的作用

0～3岁婴幼儿早期保育与教育对个体的作用主要体现在以下几方面。

1. 从源头上提高人口素质，为社会发展奠定人才基础

0～3岁婴幼儿早期教育的实施，将提高人口素质的工作提前到生命的最初阶段，这样就必然为后续各阶段的教育工作打好基础，为社会发展奠定人才基础，从而提高社会发展的效率。

2. 对早期处境不利的儿童进行教育补偿，有利于促进社会公平

美国教育家大卫·维卡特等人进行了一项长达20多年的关于早期教育的社会效益的研究。研究表明，良好的早期教育有利于打破不利处境中儿童贫困愚昧的恶性循环，对他们成年以后的个人发展和就业都有着积极的意义。早期补偿教育的投入与产出比是1:7.61，即在学前期每投入1美元，会对儿童以后的发展产生7.61美元的效益。

改革开放以来，我国因贫富分化加剧所造成的社会不公平的问题日益突出。特别是近几年，党中央已经明确指出因贫富分化所造成的社会不公平现象，已经不仅仅是简单的经济问题，而是政治问题，关系到社会稳定的大局。从长远来看，如果政府大力投入早期教育事业，尤其是对早期处境不利的儿童进行教育补偿，将有利于从根源上解决这个问题。

3. 强化社区的社会服务功能，促进社会的良性发展

近年来，随着我国市场经济的飞速发展，人们的生活节奏越来越快，客观上造成了社区内人与人之间的联系越来越少。原本社区应当具备的一些特点，如居民之间共同的意识和利益，以及较为密切的社会交往等，都表现得越来越不明显。0～3岁婴幼儿保育与教育的出现，恰好有利于解决这些问题。由于0～3岁婴幼儿早期教育主要依托社区进行，因此，把不同的家庭集中到社区早期教育中心，通过围绕早期教育问题进行共同学习、互相探讨，能促进社区成员之间的深入交往和交流，从而强化社区的社会服务功能，促进社会的良性发展。

第二节 0～3岁婴幼儿身心发展特点、保教基本原则与方法

　　0～3岁婴幼儿身心发展是指作为复杂整体的婴幼儿在个体发展过程中不断发生变化的过程，特别是指个体的身心特点向积极的方面变化的过程。了解婴幼儿身心发展特点、把握婴幼儿保育与教育基本原则与方法是对婴幼儿进行科学保育与教育的前提。

一、0～3岁婴幼儿的身心发展特点

　　0～3岁婴幼儿的身心发展是复杂多样的，从总体上在发展的历程中表现出以下一些本质性的特点。

（一）发展的连续性与阶段性

　　婴幼儿身心发展是一个不断地由量变到质变的发展过程。这种从量变到质变的过程使婴幼儿身心发展表现出连续性和阶段性。发展的连续性是指婴幼儿身心发展是一种连续、渐进、持续不断的变化过程，而且这一过程有其自身的逻辑发展顺序。婴幼儿身心变化遵循发展的顺序，同时每一时期又有相对固有的特性，这就是身心发展的阶段性。发展的阶段性是指在婴幼儿心理发展的全过程中，表现出一些在质量上不同的、一般的、典型的、本质的特征。如果把婴幼儿身心发展的连续性看作一种矛盾运动过程中数量的积累，那么矛盾运动的质变就决定了婴幼儿身心发展的阶段性。如婴幼儿在掌握语言之前，有一个较长的言语发生准备阶段，从出生后的2～3个月即开始进行发音练习，从最初出现的元音、辅音、连续音阶到模仿发音、牙牙学语等一系列的准备，到1岁左右的时候，"突然"真正出现了对语言的明确模仿。这是婴幼儿在经历了一年的量的准备基础上，到1岁左右出现的语言的质的飞跃。

　　本书从优生优育、优养优教的角度探讨0～3岁婴幼儿的发展，为更好地给予评估婴幼儿的生长发育，给予适宜的保育与教育，将3岁前婴幼儿分为四个阶段：胎儿期、新生儿期、乳儿期和婴儿期。

（二）发展的定向性与顺序性

婴幼儿身心发展在正常的条件下总是指向一定的方向并遵循一定的先后顺序，而且这种顺序是不可逆的，也不可逾越。这就是发展的定向性与顺序性。这是由遗传决定的，不会因为各种外部环境的影响，或者学习、训练的作用而发生改变，出现心理发展的超越或逆转。例如，儿童的思维发展，总是从直觉行动思维发展到具体形象思维，而后再发展到抽象逻辑思维。根据皮亚杰的研究，幼儿对"生命"这一概念的掌握按照这样一个顺序发展：一切活动的东西都有生命——唯有行走的东西才有生命——唯有能自己行走的东西才有生命——唯有动物和植物才有生命。这是一个关于心理定向发展中的顺序性的具体实例。

（三）发展的不平衡性

婴幼儿身心各种能力或特质处于相互影响、相互制约的统一发展过程中，但发展的进程是不平衡的。身心发展的不平衡性主要表现在两个方面。一是同一方面的发展在不同发展时期速度不相同。例如，身高体重在出生后一年发展最快，以后缓慢，到青春期又高速发展。二是不同方面在发展起止时间、发展速度、到达成熟的时期等方面发展的不平衡性，有些方面在较早阶段就能达到较高水平，而有些方面则要成熟得晚些。如气质倾向上（活泼型、安静型和一般型）的差异在婴儿出生不久就有所表现，确认自己的性别从两三岁开始，而对于价值观的形成可能要到青年期，甚至晚至成年期。

（四）发展的个别差异性

所有婴幼儿身心发展都遵循着大体相同的发展模式，例如，发展沿着共同方向、经历共同的基本阶段、总体发展速度上出现两个快速增长期等，但针对个人而言，在具体发展速度、最终达到的水平以及发展的优势领域往往千差万别。例如，同样年龄的婴幼儿，在身高方面有明显的高矮之分；在艺术方面，有的婴幼儿在音乐方面有特殊才能，有的对艺术形象具有深刻的记忆表象；在性格方面，有的好动、善于与人交往、言语流畅，有的则喜欢安静、独处，沉默寡言不合群。

（五）分化与互补的协调性

婴幼儿的各种生理和心理能力的发展、成熟，虽然依赖于明确分化的生理机能的作用，但在总体发展水平方面，却又表现出一定的机能互补性特点，以协调人的各种能力，使其尽可能地适应自己的生活环境。这种协调性，是具有生理缺陷的婴幼儿发展的重要保障，使这些婴幼儿不至于因某种生理机能的缺陷，而严重地阻碍其整体发展。这一规律，也是对残疾儿童进行教育的重要依据。例如，对于听力有障碍的婴幼儿，可以通过发展其对人讲话时口型变化的精细感知能力与对方沟通。而听力正常人的这种潜在能力，往往被更容易实现交流的其他方式所抑制。

二、0～3岁婴幼儿保教基本原则与方法

（一）保教基本原则

1. 关爱儿童，满足需求原则

重视婴幼儿的情感关怀，强调以亲为先，以情为主、关爱儿童、赋予亲情，满足婴幼儿成长的需求。创设良好的环境，在宽松的氛围中，让婴幼儿开心、开口、开窍。尊重婴幼儿的意愿，使他们积极主动、健康愉快地发展。

2. 以养为主，教养融合原则

强调婴幼儿的身心健康是发展的基础。在开展保教工作时，应把儿童的健康、安全及养育工作放在首位。坚持保育与教育紧密结合的原则，保中有教，教中重保，自然渗透，教养合一，促进婴幼儿生理与心理的和谐发展。

3. 关注发育，顺应发展原则

强调全面关心、关注、关怀婴幼儿的成长过程。在教养实践中，要把握成熟阶段和发展过程，关注多元智能和发展差异，关注经验获得的机会和发展潜能。学会尊重婴幼儿身心发展规律，顺应儿童的天性，让他们能在丰富、适宜的环境中自然发展，和谐发展，充实发展。

4. 因人而异，开启潜能原则

重视婴幼儿在发育与健康、感知与运动、认知与语言、情感与社会性等方面的发展差异，提倡更多地实施个别化的教育，使保教工作以自然差异为基础。同时，要充分认识到人生许多良好品质和智慧获得均在生命的早期，必须密切关注，把握机会。要提供适宜刺激、诱发多种经验，充分利用日常生活与游戏中的学习情景，开启潜能，推进发展。

（二）保教基本方法

1．游戏法

游戏是婴幼儿喜欢的活动，在婴幼儿生活中占据重要地位。游戏对婴幼儿动作的感知、记忆、语言、注意、思维、想象、创造等能力及自我控制、社会性等的发展起重要促进作用。

游戏法指教养者有意识地通过婴幼儿喜闻乐见的游乐、玩耍活动，实现保教目的的方法。0～3岁婴幼儿游戏主要有三类：动作游戏、玩物游戏、象征游戏。动作游戏主要指以大肌肉动作为主的身体运动游戏，如踢脚、抛球、追逐打闹游戏等。玩物游戏主要是以小肌肉动作能力的发展和手眼协调能力为主的游戏。象征游戏的重要特征是"以物代物"，即把一物假装当作或代替另一个不在眼前的东西。

实施游戏法时，早教教师和教养者须为婴幼儿提供丰富多彩的材料以引起他们游戏探索的兴趣，尊重婴幼儿自主游戏的权利，善于观察婴幼儿在游戏中的表现，在需要时以游戏者的身份参与到游戏中，对他们进行启发诱导。

2．操作练习法

操作练习法指婴幼儿在教养者的指导下，按照一定的规范和要领，反复完成一定动作或活动，以形成一定的技能、技巧或养成行为习惯的方法。操作练习法通常针对婴幼儿坐、爬、走、跑、跳、投、掷等动作技能的操作练习和大小便、卫生习惯、礼貌习惯等行为习惯的操作练习。

实施操作练习法时，教养者要注意以下几点：一是要有耐心，多为婴幼儿提供练习的机会，保持其操作练习的积极性，不轻易放弃；二是操作练习强度要适中，不能对婴幼儿的身体造成伤害；三是多采用积极强化手段，如通过拥抱、微笑、伸出大拇指或奖励小星星、小红花等巩固婴幼儿操作练习的成果。

3．榜样示范法

婴幼儿善于模仿，其思维具有具体形象性，加上他们的生活经验有限，说教的方法对于婴幼儿很难起作用。只有提供给婴幼儿具体、生动的形象，才能引起他们的注意及学习模仿的兴趣。

榜样示范法指教养者以自己和别人的好思想、好言语、好行为，为婴幼儿树立正确的行为规范和行为准则，形象生动地影响孩子的一种方法。榜样的取材范围十分广泛，可以是婴幼儿身边的伙伴或成人，也可以是艺术作品中的人物。

在实施榜样示范法时，首先教养者要做到以身作则。"身教胜于言传"，教养人的一言一行，犹如一本没有文字的教科书，潜移默化地影响着孩子。如要求婴幼儿有礼貌，教养者首先要做到待人诚恳，说话文雅。其次榜样形象必须与婴幼儿有较多的联系和共鸣点，使孩子感到亲切可信。不要任意夸大和拔高，使孩子产生距离感。最后要使榜样示范体现在孩子的行动上，把榜样精神逐步展现出来。榜样示范不仅仅是讲故事说道理，更要紧的是付诸行动。孩子"明白"不等于"做得到"，要有意识地给予婴幼儿行为强化和持续要求，直至孩子养成良好的行为习惯。

4．提问法

（1）应有明确的目的性。

（2）问题要具体、明确，便于小儿回答。

（3）问题应富有启发性，由浅入深。

（4）应在小儿理解的限度和知识范围内提问。

本章思考与实训

一、思考题

1. 解释 0～3 岁婴幼儿保育与教育的含义。

2. 简述 0～3 岁婴幼儿保育与教育的特点。

3. 从个人和社会的角度分析 0～3 岁婴幼儿保育和教育的意义。

4. 简述 0～3 岁婴幼儿保教的基本方法。

二、章节实训

1．实训要求

选择 1 名 2～3 岁的婴幼儿进行语言能力发展的观察，并为婴幼儿语言能力的进一步发展提出适宜的教育建议。

2．实训过程

（1）3～4 人组成一个实训小组。

（2）分工合作，提出适宜的建议。

（3）汇报评价。

3. 实训评价

项目	是	否	分析
建议符合幼儿年龄特点			
建议具有可操作性			
建议被幼儿家长所接受			
建议考虑幼儿的个性特点			
建议具有游戏性			
反思			

第二章

胎儿的保育与教育

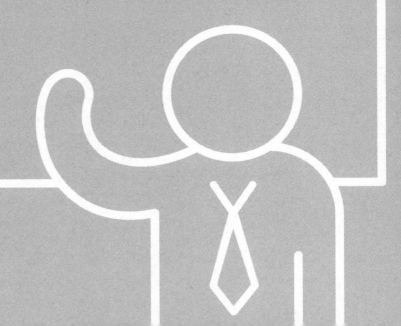

引入案例

19世纪以前，人们还不知道胎儿是怎样成长的，他们以为胎儿从一开始就是一个完整的人，在母亲怀孕初期，胚胎就已经拥有了全部的人体器官，再经历9个月的时间长成一个婴儿后，就可以离开母亲的身体了。随着科技文明的发展，人们发现，胎儿并不是从一个完整的人开始长大的，而是从一个受精卵细胞开始，一点一点地发育，最后才形成肢体器官和内脏器官都完善的人。从精子与卵子相遇到最终孕育为人，这个过程既伟大又神秘。

问题：十月怀胎是个幸福与企盼的过程，年轻的爸爸妈妈们总是满怀着期待和喜悦盼望着肚子里的胎儿顺利出生。然而，对于很多"准妈妈"来说，困惑也不少，如在这段时间里，胎儿经历怎样的发育过程，发生了哪些变化？孕期应该注意哪些问题，才能生育一个健康聪明的宝宝？

本章学习目标

1. 了解胎儿生长发育及生理特点。
2. 掌握胎儿保育与胎儿教育的基本内容与方法。

第一节　胎儿的生长发育及生理特点

胎儿期指自受孕至胎儿出生为止，约40周（266天），通常以4周为一个妊娠月，故有"10月怀胎"之说。在这大约40周的时间内，胎儿是如何发育的，他们又具备怎样的生理特点，本节将为大家进行详细的介绍。

一、胎儿的生长发育

从受精卵到胎儿降生，其间会经历三个阶段：胚种期（0～2周）、胚胎期（3～8周）、胎儿期（9～40周）。

（一）胚种期的生长发育

卵子（卵细胞）和精子（精细胞）的结合产生受精卵（或者叫合子）。胚种期，也叫受精卵期，或胚芽期。此时期以系统化的细胞分裂和受精卵着床于子宫壁为特征。从受精到由细胞团组成的小球离开输卵管后植入到子宫壁上依赖母体生存，需要两个星期的时间。在前4天受精卵在输卵管内进行细胞分裂时，第一次细胞分裂大约在合子形成36小时内进行，此后细胞按等比级数迅速分裂，等到了第4天，会产生60到70个细胞，这些细胞形成了一个中空的、充满液体的小球，这个小球称为囊胚或胚泡。在受精后的6～8天胚泡进入子宫内膜，这个过程即孕卵植入过程，称为着床，此过程需要4～5天的时间。进入子宫前受精卵的营养靠自己的卵黄供给。进入子宫后，受精卵植入在子宫壁上，营养靠母体供给。第一周发育过程如图2-1所示。

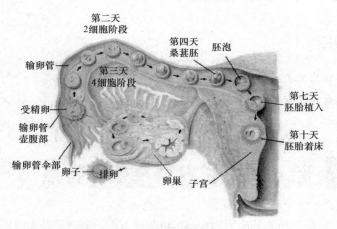

图2-1 第一周发育过程

在合子形成后13天左右，胚种中的胚胎分化出三个细胞层：内胚层（后来发展成为消化系统、肝、腺体和呼吸系统）、中胚层（后来发展成为肌肉、血液和循环系统）和外胚层（后来发展成为表皮、指甲、牙齿、头发、感官和神经系统）。

（二）胚胎期的生长发育

此时期胎儿的主要器官和基本解剖结构开始发展，并经历着一个从内向外、从头到脚的发展模式，胎儿头、血管和心脏等的发育要早于胳膊、腿、手和脚的发育。

受孕第4周，胎儿的心脏已形成，并开始有了搏动；头颅也在第一个月内形成，并分化出眼睛、鼻子、耳朵、嘴及四肢的肢芽；消化器官已能进行吸收、消化了。

受孕第 5 周，小胚胎长约 0.6 厘米，和苹果籽一样大小，外观像个"小海马"。胎儿在这个阶段还不能叫胎儿，只能叫胚胎或胎芽。

受孕 6 周后，胎儿的心脏开始划分心室，并开始进行有规律的跳动及供血。其头部、额面、呼吸、消化及神经等器官开始分化。

受孕第 7 周，胎儿身体成倒立状，体节已全部分化，面部器官已可分辨，眼睛未长成但非常明显，鼻孔大开，耳朵略凹陷。手、脚及四肢幼芽初步长成。但此时还听不到胎儿的心音，但胚胎的心脏已经划分成左心房和右心室。

受孕第 8 周，胚胎约 30 毫米长，已初具人形，头占整个胎体近一半。胚胎颜面已显现出来，有舌头及尚未成熟的牙床，耳朵还在继续成形，上肢芽和下肢芽已经长出，在肢芽末端可看到五个手指、脚趾，手指和脚趾间有少量的蹼状物，还没有长出手指节和脚趾节，指甲也还没有长出，还不像人手（脚）的样子。胚胎全身覆盖着一层薄薄的皮肤，皮肤很薄，血管清晰可见。大脑和性器官开始发育，神经系统已有初步的反应能力，心脏也由本来接近嘴的部位移入胸腔且形成一瓣膜把心脏分为上下两部分，B 型超声可以见到心脏搏动。胃开始分泌消化液，肝脏开始制造血细胞，肾脏已开始工作，可排出血中的尿液。在这一周，胎儿的胚胎开始有运动，部分孕妇可能出现孕吐反应，持续 6 周或更长时间。

胚胎期是胎儿发育的关键阶段，第 4 ～ 8 周的胚胎极易受到放射性物质、药物等有害因子的影响，导致显著的先天性畸形的发生。胎儿各个器官发育的时间不同，因此胎儿致畸的易感期也不同。例如，中枢神经系统的致畸易感期为受精后第 15 ～ 55 天，心脏为受精后第 20 ～ 40 天，眼睛为 24 ～ 39 天，四肢为 24 ～ 46 天，外生殖器为 36 ～ 56 天。几乎所有发展上的缺陷（如兔唇、肢体不全、盲、聋等）都发生在怀孕的前三个月中。最严重的情况还可能导致胚胎无法继续存活而造成流产。

拓展阅读

（三）胎儿期的生长发育

从怀孕的第 9 周至胎儿出生称为胎儿期。此时期各器官继续生长，逐步发育完全，并开始显示其功能。

三个月的胎儿：身长约 8 厘米，体重约 24 克；头很大，占其身长的三分之一，大脑开始有了反应；各器官、肌肉和神经系统开始变得相连且有组织，骨架已形成，手足已显现。

四个月的胎儿：身长约 12 厘米，体重约 110 克；躯干的长度正在赶上头部，头部只占身体总长的四分之一；胎儿出生时依旧保持这个比例；皮肤菲薄呈深红色，光滑透明，可以透过皮肤看到血管，四肢稍微能活动；头皮出现毛发；心脏已基本形成，心脏搏动较之前活跃，母亲已能感觉到胎儿在踢腿，即可感胎动。由外生殖器可分辨胎儿性别。

五个月的胎儿：身长约 25 厘米，体重约 250 克；皮肤呈暗红色，皮脂腺和皮下脂肪已发育，全身皮肤表面覆盖一层胎脂；开始能吞咽羊水，肾脏能制造尿液，头发也在迅速地生长；睡和醒已形成一定模式，醒着时变得更加活跃，踢腿、伸身子、蠕动，甚至还打嗝；感觉器官开始按区域迅速发育，神经元之间的相互联系增多；已具备听力，能听见声音，可开始进行胎教了。

六个月的胎儿：身长约 30 厘米，体重约 560 克；长出胎毛，皮下脂肪增多，骨骼发育健全且变得结实，眉毛和眼睫毛已出现，眼皮已能分开，可以睁开、闭拢，还可以环视各个方向；会哭，还会捏紧拳头；听力已经形成，可以听到大的声音；有呼吸运动，手脚活动频繁，整个身体在羊水中可变化位置，并表现出躁动不安。

七个月的胎儿：身长约 40 厘米，体重约 1200 克；全身皮肤长满胎毛，颜色由暗红色变成深红色，肺脏和肾脏继续发育成熟，神经系统进一步完善；眼裂分明，出现眼睫毛，四肢活动好；会哭，有呼吸运动，会吞咽，会吸吮大拇指（见图 2-2）；眼睛既能睁开也能闭上，形成了自己的睡眠周期。

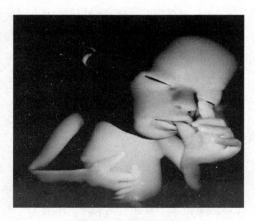

图2-2　胎儿吮吸手指

八个月的胎儿：身长约 41 厘米，体重约 2000 克；生长迅速，发育的主要任务是增加体重和身长；此时子宫环境狭窄，胎儿活动减少；神经及消化系统已发育完成，全身的皮下脂肪更加丰富，皱纹减少，出现脚趾甲，睾丸下降。这时出生的早产儿，如在暖箱里精心照料，可存活。

　　九个月的胎儿：身长约 46 厘米，体重约 2800 克；皮下脂肪开始增加，皮肤皱纹继续减少，颜色变成玫瑰色；已有较长的指甲，并超过了指尖；两个肾脏已发育完全，肝脏也能处理一些代谢废物；在腹中活动时，手指、小脚丫和头部可能会清楚地在母亲的腹部突现出来（见图 2-3）。这时出生的早产儿生后能啼哭和吸吮，如果能精心照顾，成活率可达 90% 以上。

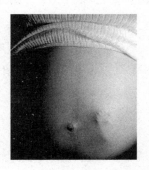

图2-3　胎儿小脚丫在母亲腹部突现

　　十个月的胎儿：身长约 50 厘米，体重约 3000 克；皮肤粉红，头发长度大于 2 厘米，外形丰满；男性睾丸已降至阴囊内，女性大小阴唇发育良好。此时胎儿已经足月，38 周到 40 周的新生儿都称为足月儿，孕妇随时都可以分娩。大多数胎儿都将在这一月诞生，预产期提前两周或推迟两周都属正常。由于胎儿身体表现绒毛和胎脂的脱落及其他分泌物的产生，使羊水变得有些浑浊，并呈乳白色。第十个月胎儿发育如图 2-4、图 2-5 所示。胎盘的功能从此逐渐退化，直到胎儿娩出即完成使命。

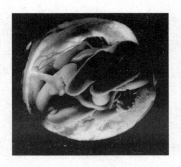

图2-4　第十个月胎儿发育图1

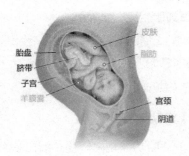

皮肤
胎盘
脂肪
脐带
子宫
羊膜囊
宫颈
阴道

图2-5　第十个月胎儿发育图2

二、胎儿的生理特点

（一）循环系统

胎儿的血循环与成人不同，胎儿生长发育所需的营养供给及代谢产物的排出是由脐血管经过胎盘，由母体来完成的。

1. 解剖学特点

胎儿的循环系统有一条脐静脉，其末支为静脉导管，与下腔静脉相通；两条脐动脉；动脉导管出生后闭锁；卵圆孔多在生后6个月完全闭锁。

2. 血液循环特点

胎儿体内无纯动脉血，而是动静脉混合血。进入胎儿的肝、心、头部及上肢的血液要求含氧量较高且营养较丰富。注入肺及身体下半部的血液含氧量及营养较少。

（二）血液系统

1. 红细胞生成

受精后3周内红细胞生成主要来自卵黄囊；妊娠10周内肝是主要生成器官，随后骨髓、脾脏逐渐开始有造血功能。妊娠第32周以后的早产儿及妊娠足月儿的红细胞数增多，约为6.0×10^{12}/L。胎儿红细胞的生命周期短，为成人在120日内产生红细胞数量的2/3，但需不断生成红细胞。

2. 血红蛋白生成

血红蛋白有原始血红蛋白、胎儿血红蛋白和成人血红蛋白三种。妊娠前半期为胎儿血红蛋白，妊娠最后4～6周，成人血红蛋白增多，至临产时胎儿血红蛋白仅占25%。

3. 白细胞生成

妊娠第12周胎儿的胸腺、脾产生淋巴细胞，这是成为其体内抗体的主要来源。妊娠足月时，胎儿的白细胞计数可高达（15～20）$\times 10^9$/L，构成防止细菌感染及对抗外来抗原的防线。

（三）呼吸系统

胎儿的呼吸功能是由母婴血液在胎盘进行气体交换时替代完成的。但胎儿在出生前必须完成呼吸系统的发育，如呼吸道（包括气管及肺泡）、肺循环及呼吸肌的发育，呼吸系统要在中枢神经系统支配下活动协调，才能生存。近年来，在医学超声技术的帮助下，妊娠第 11 周时可观察到胎儿的胸壁运动；妊娠第 16 周时可见羊水进出胎儿呼吸道的呼吸运动，呼吸运动具有使肺泡扩张及生长的作用。胎儿每分钟呼吸运动次数为 30~70 次，时快时慢，有时也很平稳。但当发生胎儿窘迫时，则正常呼吸运动可暂时停止，或出现大喘息样呼吸运动。

（四）消化系统

1. 胃肠道

妊娠 11 周小肠有蠕动；妊娠 16 周胃肠功能基本建立，胎儿能吞咽羊水，吸收水分，同时能排出尿液以控制羊水量，尽管胎儿对蛋白质的分解能力尚未发育成熟，但胃肠已能吸收氨基酸、葡萄糖及其他可溶性营养物质，此时胎儿对脂肪的吸收能力较差。

2. 肝

胎儿肝脏功能不够健全，特别是肝脏内缺乏许多酶，如葡萄糖醛酸转移酶、尿苷二磷酸葡萄糖脱氢酶等，以至于不能结合因红细胞破坏后产生的大量游离胆红素。胆红素主要是经过胎盘并由母体肝脏代谢后排出体外，仅有小部分是在胎儿肝内结合，通过胆道排入小肠氧化成胆绿素排出胆道。胆绿素的降解产物导致胎粪呈黑绿色。

（五）泌尿系统

胎儿肾脏在妊娠第 11 ～ 14 周时有排泄功能；妊娠第 14 周的胎儿，膀胱内已有尿液，超声检查能依据膀胱容量测出胎儿尿液，从而明确妊娠后半期的羊水的重要来源是胎儿尿液，胎儿对抗利尿素无反应，不能浓缩尿液。

（六）生殖系统

男性胎儿睾丸于临产前降至阴囊内。女性胎儿卵巢在妊娠第 11 ～ 12 周开始分化发育，腹中肾管系统发育形成阴道、子宫、输卵管。外阴部缺乏 5α - 还原酶，外生殖器向女性分化发育。胎儿受胎盘雌激素影响，子宫内膜及阴道上皮增生，宫颈腺体分泌黏液，故女性胎儿可能在出生后出现黏液性白带或雌激素性阴道出血，这都无需特殊处理。

（七）内分泌系统

胎儿甲状腺于妊娠第 6 周开始发育，是胎儿发育的第一个内分泌腺。在妊娠第 12 周左右甲状腺能合成甲状腺素。胎儿肾上腺的发育良好，能产生大量的甾体激素尤其是产生硫酸脱氢表雌酮，与胎儿肝脏、胎盘、母体共同完成雌三醇的合成与排泄。

第二节　胎儿的保育与教育

一、胎儿的保育

胎儿的保育，指从受孕至分娩这段时间，为促进胎儿智力和体质的良好发育所采取的一系列措施，包括所谓的种胎、养胎、护胎、胎教等全部内容。

（一）择优受孕

受孕的好坏很大程度上决定了胎儿的孕育情况，因此要做到择优受孕，在父母身心状态调到最佳状态下时选择最佳时机受孕。

1．孕前准备

（1）心理准备

做好孕前心理准备，即要求夫妇双方在心理状态良好的情况下受孕。凡是双方或一方受到较强的劣性精神刺激，都会影响精子或卵子的质量，即使受孕后也会因情绪的刺激而影响母体的激素分泌，使胎儿不安、躁动，影响其生长发育，甚至流产。因此当心绪不佳、忧郁、苦闷时，或夫妻之间关系紧张、闹矛盾时，都不宜受孕，应该等到双方心情愉快时再受孕。

（2）生理准备

父母身体状况对胎儿有着十分重要的影响，父母身体的健康可使胎儿禀赋充足。父母在受孕前，应同去医院检查，确定有无疾病，以保证妊娠的顺利进行。若发现贫血、结核病、心脏病、肾病、高血压、肝病、糖尿病、膀胱炎、子宫肌瘤、妇科炎症等，都应在受孕前治疗。同时还应避免接触放射线和铅、苯、汞等化学物质，不吸烟、酗酒，还要慎用药物。此外，还应该避免近亲结婚，以减少遗传性疾病的可能性。

2. 择时受孕

夫妻双方应尽量选择在适宜的时候受孕，一般来说，男子 25 ～ 35 岁、女子 25 ～ 30 岁。过早的受孕会因夫妻双方自身发育未完善、精力未至鼎盛而不利于孕育小孩；过晚则可能因夫妻双方孕育能力减退而不易受孕、增加女性妊娠并发症及合并症。因此，应选择恰当的房事时机，使最鲜活的卵子和充满活力的精子结合而怀孕。

（二）孕期保健

胎儿保健的重点在于预防，胚胎期和胎儿早期是预防先天性发育不全的关键时刻。胎儿中、后期保健主要是加强孕妇营养，合理安排生活以及注意胎教等。

1. 预防先天性发育不全

（1）预防病毒性感染

孕妇感染容易发生在胚胎期和胎儿各器官形成期，如孕妇患有风诊等病毒性感染，则极易引起胎儿先天性心脏病、聋哑、智力低下等症状，如果孕妇在妊娠早期感染将导致胎儿高达 50% 的畸形率。因此，怀孕的女性应尽量避免与患病者接触，尽量不去人多且空气混浊的场所，以免发生感染而导致胎儿畸形。

（2）避免化学物质污染

孕妇如接触铅、苯、汞及有机磷等化学毒物可导致胎儿生长发育障碍，发生先天畸形。因此，女性在怀孕后应避免接触被铅、苯、汞及有机磷等化学毒物污染的环境，避免接触农药等有毒化学物质。

（3）避免放射线照射

胎儿对放射线十分敏感，尤其在胎儿胎龄 16 周前，放射线可引起胎儿神经系统、眼部及骨骼系统等畸形，甚至死亡。因此，在怀孕后，孕妇应尽量避免接触各种放射线，以免损伤胎儿，尤其在妊娠早期应禁止放射线照射。

（4）孕妇慎用药物

不少药物可通过母体进入胎儿体内，由于胎儿解毒能力低下，易引发中毒而影响发育，甚至导致胎儿畸形。如孕妇使用链霉素则会损害胎儿第 8 对脑神经而影响听力，怀孕早期大量使用可的松类激素可导致胎儿腭裂、无脑等畸形。因此，如果孕妇在孕期患病，一定要在医生指导下慎重用药。特别是在怀孕早期，要向医生讲明已怀孕，避免医生在不了解已经怀孕的情况下开了可能对胎儿有影响的药物。

2. 加强孕妇营养

胎儿的生长发育所需要的营养完全来自母体。因此，加强孕期营养，对于孕期胎儿的保健来说十分重要。

（1）妊娠早期的营养

在妊娠早期时，胎儿处于胚胎细胞的分化增殖和主要器官的形成阶段。如果缺乏某种必要的营养成分，可能引起胚胎早期发育障碍或胎儿畸形。因此，在妊娠早期，孕妇要摄入一定量的肉类、奶类、蛋类、豆类、鱼类和坚果仁等富含优质蛋白质、无机盐与维生素的食物，同时，还需要适当地增加热能的摄入。大部分孕妇会在妊娠早期出现妊娠反应，这时要注意"能吃多少就吃多少""喜欢吃什么就吃什么"，但要注意基本营养的摄入和平衡，不吃带有添加剂和刺激性的食品。

（2）妊娠中期的营养

进入妊娠中期，随着胎儿的生长发育，其需要的营养也随之增加，孕妇在餐后会很快出现饥饿感，但不能为了消除餐后很快出现的饥饿感而每餐吃较多的食物，一餐吃太多不易消化，会增加孕妇肠胃负担，可以选择少食多餐，即将原来的1日3餐改为1日4餐或者5餐。在妊娠中期，由于胎儿骨骼、肌肉及器官等的发育，极易导致孕妇缺钙或贫血，在饮食上应注意多食些骨头汤、动物肝脏、海带及青菜等，避免因缺钙或贫血而影响胎儿发育。

（3）妊娠后期的营养

在妊娠后期，胎儿的生长发育加快，除了继续保持在妊娠早期、中期的营养外，还要注意摄入足量的钙。妊娠后期钙的需要量是每日1.5克，是未孕妇女的2.5倍。因此，在妊娠后期应多吃含钙丰富的食物，还应注意适当摄入维生素D以促进钙的吸收。同时，孕妇在妊娠后期对铁的需要量也有所增加，应适当增加铁的摄入量，多吃含铁的物质，妊娠晚期可服一些铁制剂，如硫酸亚铁，每日3次、每次1片，一直服到产后3～6个月或断奶为止。在服用铁剂的同时，还要注意补充蛋白质、叶酸、维生素B及维生素C等促进造血功能发育的物质。

3. 合理安排生活

在整个怀孕期间，孕妇的活动和休息对于胎儿的发育有十分重要的影响，因此，在孕期应注意以下几方面。

（1）有足够的休息时间

在怀孕期间，孕妇应保证有足够的休息时间，每晚至少要有7～8小时的睡眠。

在妊娠后期，孕妇在午饭后应卧床休息半小时到 1 小时。孕妇在睡觉或卧床休息时应避免仰卧或右卧位，最好采用左卧位，左卧位可使右旋的子宫转向直位，改善胎盘血流，增加供给胎儿的氧气和营养。在预产前要注意休息好，保持充沛的精力对分娩有利。

（2）适当的活动

孕妇在妊娠的不同阶段，活动量也有所不同。在妊娠前 2 个月，胎盘与子宫壁的附着还不是很牢固，孕妇应注意活动量不宜过大，以免引起胎盘脱落而导致流产。在妊娠 3 个月后，孕妇可根据个人条件、习惯和爱好等实际情况，做些力所能及的活动。随着妊娠月份的增加，体育活动的量要逐渐减少，以不感觉劳累为宜，特别是在妊娠最后几周，只能采用散步的方式进行运动，不宜做其他运动量相对较大的体育活动，以免引起早产。孕妇在孕期可做适当的家务劳动以达到活动的目的。

（3）保持良好的生活习惯

在孕期，夫妻双方都应保持良好的生活习惯。尽量避免从事紧张工作或夜班工作。在衣着上，应穿着舒适、宽大、柔软、式样简单的衣服和平跟鞋。怀孕前 3 个月，最好少看电视，若看电视，距离电视机的位置要远一些。吸烟可能导致胎儿畸形，酒精可能影响胚胎的发育，孕妇应不抽烟、不喝酒。

（4）合理安排性生活

正常情况下，在妊娠前 3 个月夫妻双方不宜有性生活，因为前两个月的性生活可能引起流产；在妊娠的最后两个月夫妻双方也不宜有性生活，此时的性生活可能引起胎儿早产。

4. 配合医生搞好胎儿监护

胎儿监护是为系统了解胎儿在母体内的生长发育情况而采取的监护措施。通过胎儿监护，可及时发现异常，以便及时采取各种保胎措施或中止妊娠。胎儿监护常用的办法有以下几个方面。

（1）自数胎动

胎儿肢体在子宫内的活动称为胎动。在妊娠第 18 ～ 20 周时，孕妇开始能够感觉到有胎动，孕妇要记住首次感觉到胎动的时间，并在产前检查时告诉医生。胎动开始时每小时为 3 ～ 5 次，越到后期胎动越明显，到怀孕第 10 个月时，胎动逐渐减少，如果突然出现胎动次数明显地增加或减少，孕妇应及时到医院检查。

（2）听胎心音

胎心音也是反映胎儿宫内生活情况的重要指标。胎心音呈双音，如钟表的"嘀嗒"声，并且有规律，可用胎心听诊器，也可将耳朵直接贴在孕妇的腹壁上听。一般情况下，在妊娠第 5 个月能听到胎心音，在孕妇的脐下正中或稍偏左、右的位置听到的胎心音最清楚。正常情况下，胎心音每分钟为 120~160 次，如果突然出现胎心音过快或过慢的情况，孕妇应及时去医院就诊。

（3）定期做孕期检查

已婚妇女如果在月经周期过了 10 多天经期还没来，就有可能是发生妊娠，应及时到医院检查确诊，确定怀孕后，应及时在自己选定的分娩医院建立档案并定期去医院做检查。若想准确了解胎儿生长情况，及时发现胎儿异常，可通过 B 超进行检查，以得到准确的诊断。

二、胎儿的教育

胎儿的教育简称胎教。胎教可以分为广义胎教和狭义胎教。广义胎教是指为了促进胎儿生理上和心理上的健康发育成长，针对孕产妇所采取的精神、饮食、环境、劳逸等各方面的保健措施。广义胎教也称为"间接胎教"。狭义胎教是根据胎儿各感觉器官发育成长的实际情况，有针对性地、积极主动地给予适当合理的信息刺激，使胎儿建立起条件反射，进而促进其大脑机能、躯体运动机能、感觉机能及神经系统机能的成熟。狭义胎教也称为"直接胎教"。常用的胎教方法有以下几种。

（一）抚摸胎教

抚摸胎儿指孕妇本人或丈夫用手在孕妇的腹壁上轻轻地进行抚摸，给胎儿触觉上的刺激，以促进胎儿感觉神经及大脑的发育。

抚摸胎教可从怀孕第 20 周开始，在听胎教音乐之前或者每天晚上睡觉之前进行。在抚摸胎儿前，播放轻松愉快的音乐，准妈妈需事先排空小便，仰卧在床上，全身放松，也可将上半身垫高，采取半卧姿势。自己或丈夫将双手放在腹壁上，捧住胎儿，按从上至下、从左至右的顺序抚摸胎儿，动作要轻柔，反复 10 次后，用食指或中指轻轻抚压胎儿，然后放松。

胎儿的反应有快有慢，当胎宝宝用小手或小脚给予还击时，准妈妈可在被踢或被推的部位轻轻地拍两下，一会儿胎宝宝就会在里面再次还击，这时准妈妈应改变一下拍的位置，改变的位置距离原拍打的位置不要太远，胎宝宝会很快向改变的位置再做还击（如果胎儿有过强的反应时应立刻停止抚摸）。

抚摸胎儿的时间以 5 ～ 10 分钟为宜，一般早晚各一次，要选择在胎儿精神状态良好时进行，如在傍晚胎儿活动频繁时。一般在孕早期以及临近预产期不宜进行抚摸胎教。

（二）音乐胎教

音乐胎教指孕妇在健康的音乐刺激后心旷神怡、心情舒畅，由此促进其分泌酶和乙胆碱等有益于健康的物质，并发送给胎盘供血组织，使胎儿心律平稳，同时刺激胎儿的听觉器官，对胎儿的大脑发育进行良好的刺激，以促进胎儿的健康成长。

孕妇可从受孕第 24 周开始对胎儿进行音乐胎教，可通过哼唱或用录音机播放舒缓、轻柔、明朗旋律、温和自然、有规律性、节奏和妈妈心跳相近的音乐或乐曲。尽量避免听嘈杂或高振动频率的音波。对胎儿进行音乐胎教，每次应不超过 20 分钟，每天应 1 ～ 2 次。用录音机播放时，孕妇距音箱的距离为 1.5 ～ 2 米，音箱的音量在 65 ～ 70 分贝。

（三）语言胎教

语言胎教是指准妈妈和准爸爸用文明、礼貌、富有感情的语言与胎儿进行对话。胎儿接受到语言刺激，不仅可以促进宝宝语言能力的良好发展，而且能够加强母子之间的交流、使胎儿的心情更加愉悦，促进其健康成长和发育。

对话可从受孕 5 个月开始，无论早晨或晚上，只要有时间就可以进行。孕妇可给胎儿讲故事，读诗歌、散文，或讲述日常生活中的事情。每次时间不宜过长，2 ～ 3 分钟即可，语言要浅显易懂，声音要尽量柔和一些。声学研究表明，胎儿在子宫内最宜听中、低频调的声音，而男性的说话声音正是以中、低频调为主，因此胎儿最喜欢听爸爸的声音。

（四）光照胎教法

光照胎教法是通过拿手电筒光紧贴腹壁照射胎头部位对胎儿进行视觉通道的刺激，以促进胎儿视觉系统和大脑视觉中枢神经细胞发育。

受孕 24 周后，孕妇可每天用手电筒（4 节 1 号电池的手电筒）紧贴腹壁照射胎头部位，每次持续 3 ～ 5 分钟。结束时，可以反复关闭、开启手电筒数次。光照时可以配合对话，综合的刺激对胎儿更有益。

光照胎教必须在有胎动的时候进行，不要在胎儿睡眠时施行胎教，这样会影响胎儿正常的生理周期。由于胎儿的视力较弱，比较害怕强光刺激，因此光照不能过于强烈。

本章思考与实训

一、思考题

1. 胎儿的脑细胞是如何发育的?

2. 胎儿的各种器官如何形成各种功能?

3. 婴幼儿保育、教育分别包括哪些内容?

4. 孕妇在 7 ～ 12 个月和在 13 ～ 36 个月时的饮食需求构成各是什么?

5. 胎儿期的生长发育过程及特点是什么?

二、章节实训

1. 采访一位孕妈妈，了解其在怀孕期间，是怎样安排生活的? 分析她的生活安排是否合理?

2. 访问一位孕妈妈，询问其是否知道如何进行孕期保健?

第三章
新生儿的保育与教育

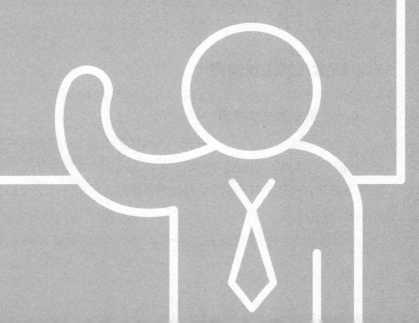

引入案例

刚脱离母体，来到人世间的新生儿，茸茸的胎毛、黑亮的眼睛、粉嫩的皮肤、紧握的小拳……他们通过开启以吃睡为主的模式来逐渐适应由寄居向独立生活的过渡，一昼夜间新生儿睡眠时间为 20 ~ 22 小时，间接性清醒时间只有约 3 小时，往往是吃着奶便睡着了……

问题：新生儿的这种生活模式正常吗？这种生活模式会影响他们对周围环境的感知与认识吗？新手妈妈们有什么需要注意的呢？

本章学习目标

1. 了解新生儿的生长发育及生理特点。
2. 掌握新生儿的保健内容与要求。
3. 掌握新生儿抚触的手法及注意事项。
4. 掌握新生儿教育的内容与要求。

第一节 新生儿的生长发育及生理特点

从娩出脐带结扎开始到出生后 28 天的婴儿叫新生儿。出生后 28 天这段时间，称新生儿期。这段时期虽然不算长，但却是婴幼儿生长发育的一个重要阶段。

一、新生儿的生长发育

（一）身体的生长发育

新生儿的体型具有头大，身长，四肢短的特点，头部占身长的 1/4，皮肤红润，表面覆盖一层胎脂，头发分条清楚。下面我们从新生儿的身长、体重、头围、胸围、骨骼发育几方面来了解新生儿的身体发育情况。

1. 身长

新生儿出生时的平均身长，男孩为 50.4 厘米，女孩为 49.8 厘米。出生后的第一个月身长可增长 4～5 厘米，这是婴幼儿增长最快的阶段。

2. 体重

新生儿出生时平均体重，男孩为 3.3 千克，女孩为 3.2 千克。出生后几天，体重相较刚出生会略有减轻，第二周开始恢复，之后体重会迅速增长。正常足月儿出生后的第一个月体重能增加 1～1.5 千克。

3. 头围

自眉弓上方经枕后结节绕头一周的长度为头围。新生儿出生时平均头围，男孩为 34.3 厘米，女孩为 33.9 厘米。头围过大或过小都要到医院做进一步检查，以排除异常情况（如脑积水、小头畸形等）。正常足月儿出生后的第一个月头围能增加 2.3 厘米，此时可达 36～37 厘米。

4. 胸围

平乳头线绕胸一周的长度为胸围。新生儿出生时平均胸围，男孩约为 32.7 厘米，女孩约为 32.6 厘米，一般都比头围小 1～2 厘米。胸围在出生第一年增加迅速，平均可增加 12 厘米。婴儿的胸部呈圆筒状，前后径与横径相差无几，随着年龄的增长，横径增长较快，前后径增长较慢，逐渐形成成人的胸部。一岁时，胸围和头围接近相等，两岁后，胸围超过头围。

5. 骨骼

新生儿的骨骼非常柔软，构造与成人不同，其骨骼的成分中无机盐含量较少，水分含量较多，血管丰富，因此，骨骼弹性比成人好，但硬度比成人弱。这个阶段骨骼特点是不易折断但极易弯曲变形，由于骨骼较软，支撑力量较弱，因此，是很难支撑身体甚至是头部的重量的。

（二）本能性反射

新生儿生来具有一定数量的无条件反射——本能行为，它们帮助新生儿适应新的生存条件。在无条件反射的基础上婴幼儿逐渐建立起各种条件反射。新生儿的无条件反射主要有以下几种。

1. 觅食和吮吸反射

宝宝躺在妈妈怀里，小脑袋会向妈妈的胸部转过去，如果妈妈轻轻地抚触宝宝小脸的左侧，特别是嘴角时，宝宝会本能地将脑袋转向左方，张开小嘴准备吮吸。

妈妈把奶嘴或乳头放进宝宝嘴里，宝宝马上就会用力吮吸。这些都是宝宝天生的能力，获取食物是人的本能需求。在出生仅半小时的、醒着的新生儿身上可观察到这种反射。

2. 防御反射

新生儿出生最初几天，对皮肤的强烈刺激（如扎）会引起保护性收缩；物体突然出现在面前眼睑会闭合；光的亮度猛增，瞳孔便会收缩等。这些反应均为防御性反射，在于避开刺激物，或者限制它的影响。

3. 定向反射

观察表明，在出生后1～3天，强光源已能使新生儿转头。晴天时，产院婴儿室里的大多数新生儿，都像向日葵一样面向阳光；同样发现，出生头几天的新生儿已能追踪缓慢移动的光源，这就是定向反射。

4. 抓握反射

触摸新生儿的手掌，他就会弯曲手指并抓紧触碰到手心的物体。这种抓握十分牢固，如果紧握一根悬挂的小棒，新生儿可以把他自己的身体悬挂起来。一般在3～4个月之内这种反射会消失，被自主性的抓握所取代。

5. 惊跳反射

突来的噪声刺激，或者被猛烈地放到床上，新生儿会立即把双臂伸直，张开手指，弓起背，头向后仰，双腿挺直，这种反射称为惊跳反射。这种反射一般在3～5个月内消失。

6. 巴宾斯基反射

触摸新生儿的脚底，他的脚趾会成扇形展开，脚会向里弯曲。半岁以后，这种反射逐渐消失。因为这种反射由法国神经科医生巴宾斯基发现，故得此名。

7. 行走反射

托住新生儿的腋下，使其直立，让他的光脚板接触平面，他就会做迈步的动作，看上去很像动作协调地行走。这种反射在8周左右消失。

8. 游泳反射

当把新生儿俯卧放在水里，他的四肢即做类似游泳的动作。在水中，他肺部的管道会自动关闭，张嘴、睁眼睛，用手和脚来游动。在水下分娩的婴儿，可在水中游来游去不会呛水。

新生儿的反射动作可作为评估宝宝身体健康状况的参考，如果宝宝出现相对应的反射问题，极有可能是神经病变。如没有出现惊吓反射或者不明显，妈妈要注意宝宝的听力问题。如果宝宝某些反射动作出现的频率和反应过于频繁、剧烈，或该消失时未消失，都属于异常状况，可能与宝宝脑部及中枢神经的病变或某些疾病有关，必要时，应让宝宝接受小儿神经科医生的评估与诊治。

二、新生儿的生理特点

（一）神经系统

新生儿的头相对较大，其重量占体重的 1/10（成人仅占 1/50）。脑沟和脑回未完全形成，而脑干及脊髓的发育较完善，因此新生儿有不自主和不协调的动作。新生儿大脑皮层兴奋性低，易疲劳，每天睡眠时间为 18～20 个小时，觉醒时间一昼夜仅 2～3 小时，除吃奶、大小便外，都处于睡眠状况。他通常会一次性睡上 2～4 小时，然后饥肠辘辘地醒来。刚开始的时候，他会不分昼夜地吃奶，不分昼夜地睡觉，逐渐地晚上会比白天睡的时间稍微长一些。随着月龄的增长，活动时间会逐渐增加，睡眠时间则相对减少。

案例分析 3-1 爱睡的淘淘

淘淘已经出生 13 天，妈妈发现淘淘每天大部分时间都是昏昏欲睡的状态，在吃奶的过程中都会睡着，妈妈担心淘淘会不会在胎儿期营养不足，发育得不好，想近期带淘淘去妇幼保健院做一下全面检查。

请同学们分小组讨论，淘淘这种现象是否正常，为什么？

（二）感觉系统

1. 视觉

刚出生的新生儿，他眼前的一切都是模糊的，刚刚睁开眼睛，会对光线有反应，但视野只有 45°左右，视力只有成人的 1/30。这个阶段，新生儿能分辨出简单的形状和对比明显的图案，但要提防闪光灯和阳光，新生儿的虹膜对强烈的光线非常敏感。出生后不久，当运动的物体（如人脸或红球）在新生儿眼前 20cm 左右处移动时，即能引起眼球和（或）头部的转动，其目光在追随物体时，眼有共轭功能。

2. 听觉

出生后不久的新生儿，对不同频率的声音有不同的反应，而且对声音有定向能力。听觉在出生后数天内随外耳道液体被吸收而提高。对突发的、大的声响会惊跳。

3. 味觉

新生儿的味觉是所有感觉中最发达的，在出生一周左右就能分出甜、苦等不同味道，而且特别喜欢甜味。

4. 嗅觉

新生儿嗅觉较弱，但遇到强烈刺激的气味，也会引起反应，刚出生的新生儿就能区别出自己母亲与其他乳母奶的气味。

5. 触觉

新生儿触觉最敏感的部位是嘴唇及嘴唇的周围，一旦嘴唇接触到东西就会去吸吮。哭闹的新生儿，如果你握住他的双手，或将他抱起，即可使他平静。

6. 皮肤感觉

新生儿的皮肤感觉非常敏感，食乳和洗澡时的温度太热或太凉都会用哭泣表示反感。

（三）循环系统

新生儿的心率较快，一般为 120～140 次／分，熟睡时可减至 70 次／分，哭闹时可达 180 次／分。新生儿的血压，收缩压为 6.1～10.7kPa（46～80 mmHg）。少数新生儿出生后 1～2 天在心脏前区可闻及心脏杂音，这与动脉导管未关闭有关。

（四）呼吸系统

新生儿出生后立即开始呼吸，由于呼吸中枢发育不成熟，肋间肌较弱，呈腹膈式呼吸，呼吸浅快，节律不匀，呼吸每分钟 40～60 次，脉搏每分钟在 120 次左右。早产儿呼吸中枢及呼吸肌发育更不完善，常出现呼吸暂停或吮奶后有暂时性青紫。早产儿有呼吸暂停现象。

新生儿鼻腔发育尚未成熟，几乎无下鼻道。鼻黏膜富于血管及淋巴管，故轻微炎症便使原已狭窄的鼻腔更狭窄，而引起呼吸困难、拒哺及烦躁现象。

（五）消化系统

新生儿的胃呈水平位，贲门括约肌发育较弱，而幽门括约肌发育较强，胃底发育较差，胃容量小（出生时 30 ～ 35mL，2 周时 60 ～ 70mL，1 个月时为 90 ～ 105mL），因此，容易引起溢乳或呕吐。新生儿胃解脂酶含量较低，但母乳含有解脂酶；其胃酸酸度较低，与酪蛋白宜在低酸度中消化相适应，因此，新生儿对乳类特别是人乳消化良好。新生儿肠道的蠕动较快，下部尤甚。出生时咽下的空气 2 小时内就能在回肠见到，3 ～ 4 小时到达直肠。其肠道相对比成人长，肠道与身长之比约为 1：6（成人为 1：4）。肠系膜也较长，肠壁肌层薄，易出现蠕动功能紊乱而引起呕吐、腹胀，甚至引发肠扭转、肠套叠。

大多数新生儿在出生后 12 小时开始排出黏稠、黑色或墨绿色的胎粪，胎便系胎儿肠黏液腺的分泌物、脱落的上皮细胞、胆汁、吞入的羊水或产道的血液等的混合物，无臭味。出生后 2 ～ 3 天内排完，以后转为黄色粪便，如生后 24 小时仍不见胎粪排出，应检查有无消化道畸形。新生儿肝脏葡萄糖醛酰转移酶活性较低，这是引起新生儿生理性黄疸的原因。

（六）泌尿系统

新生儿多于生后数小时至 24 小时内开始排尿，如出生后 24 ～ 28 小时不排尿，应仔细寻找原因。出生头数日，因液体摄入量少，每日排尿仅 4 ～ 5 次，1 周以后，进水量增多，而膀胱容量小，每日排尿可达 20 次。如果新生儿 2 天仍未排尿，就需要查找原因，应检查其有无尿道畸形。

新生儿肾小管短而发育不良，回吸收及分泌功能有限，若排出同等量的溶质，新生儿所需水分比成人多 2 ～ 3 倍。

（七）皮肤、黏膜的屏障功能

刚出生的新生儿皮肤上有一层灰白色的胎脂覆盖，它由皮脂腺的分泌物和脱落的表皮组成，对皮肤有保护作用，生后数小时会逐渐被吸收，因此不必强行擦洗。但头皮、耳后、腋下及腹股沟等皱褶处的血迹和胎脂宜轻轻擦去。新生儿皮肤角质层薄嫩，血管丰富，易擦伤导致皮肤感染，严重者易扩散为败血症。因此，新生儿皮肤清洁护理十分重要。

（八）体温调节中枢功能

新生儿的体温调节中枢功能不够完善，出生后的环境温度低于子宫内温度，其体温可因热量的丧失而下降。一般 1 小时内可下降 2℃～3℃，然后逐渐回升并波动在 36℃～37.2℃。由于新生儿神经中枢发育未成熟，体温调节功能差，因此，体温不稳定，易受外界环境影响。外界温度过高可致脱水热，反之，则可引起新生儿硬肿症或肺炎。

（九）免疫系统

新生儿特异性免疫功能未成熟，虽然新生儿可通过胎盘和母乳从母体获得一些抗体，对麻疹、白喉等传染病有免疫力，但其他免疫球蛋白不能通过胎盘获得，细胞免疫功能尚未完善，故新生儿易感染。因此，预防新生儿感染极为重要。

第二节　新生儿的保育与教育

一、新生儿的保育

新生儿从母体初降人间，需经历从寄生到独立、从温室到冷热多变、从无菌到有菌、从刺激很少到各种刺激的巨大的环境变化。由于新生儿身体各器官系统的功能尚不成熟，对外界环境适应性差，抵抗感染能力弱，极易患各种疾病。此时期是生命最脆弱的时期，需精心照料才能让新生儿健康成长。

（一）合理的喂养与饮食

1. 母乳喂养

母乳（见图 3-1）营养价值高，不仅含有适合婴儿消化吸收的各种营养物质，且比例合适。母乳中含有免疫球蛋白（初乳中尤多）和乳铁蛋白，通过母乳婴儿能获得免疫因子，增强自身的抗感染能力，减少疾病的发生。母乳中含有医学上称为 DHA 和 AA 的两种脂肪酸，这两种脂肪酸能够有效地促进婴儿大脑发育，提高婴儿智商。母乳中含有乙型乳糖，间接对大肠菌有抑制作用，因此，母乳喂养的婴儿很少发生腹泻及呼吸道感染等儿科常见感染性疾病。母乳是新生儿的最佳食物。

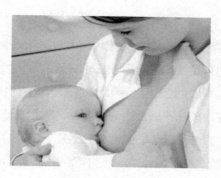

图3-1 母乳喂养

正常分娩的健康母亲于产后 0.5 ～ 1 小时内可尝试喂哺自己正常的足月儿。新生儿期只要母亲感到奶胀或小儿饥饿哭吵即可喂乳，一般每日喂哺 10 ～ 12 次。喂哺时两侧乳房轮流，先从一侧开始，一侧乳房排空后，再喂另一侧，每次哺乳应尽量让婴儿吸奶到满足为止，时间一般 15 ～ 20 分钟为宜。喂哺完毕，将婴儿抱直，头部靠在母亲肩上，轻拍背部促使胃内空气排出，然后保持右侧卧位，以防呕吐。

母乳中维生素 D 含量较低，可适当补充富含维生素 D 的制剂，即可满足尤其是在寒冷的北方冬、春季和南方梅雨季节时期婴儿的需要。此外，母乳喂养应坚持到婴儿满 6 个月，力求使母乳为婴儿提供足够能量。

 知识拓展 3-1　如何判断宝宝是否吃饱

判断婴儿是否吃饱有以下几种方法：哺乳时母亲是否有下乳感，哺乳前母亲乳房胀满，哺乳后乳房较柔软；哺乳时婴儿是否有连续的"咕噜咕噜"的咽奶声；哺乳后婴儿是否表情愉悦，感到满足，能安静入睡或自己放开乳头玩耍。正常情况下新生儿每日需哺乳 8 ～ 12 次，排尿 6 次以上，大便 2 ～ 4 次且呈金黄色、呈糊状就可判断为母乳充足；孩子体重的增长，每周应大于 150 克，满月后体重增加应大于 600 克。

判断母乳不够充足的指标：母亲感觉乳房空；婴儿吃奶时间长，用力吸吮却听不到连续吞咽声；常常会放弃乳头啼哭不止；哺乳后不久就哭闹不止，睡不踏实，来回转头寻找奶头；婴儿大小便次数减少，量少；婴儿体重增长缓慢或停滞。

2. 人工喂养

母亲因各种原因不能喂哺婴儿时，出生后就完全用其他食品代替母乳喂养称为人工喂养。人工喂养的食品一类是动物乳及乳制品，另一类是以黄豆为主要原料的代乳品，各种代乳食品不含免疫物质，因此人工喂养儿发病率高于母乳喂养儿。

在人工喂养时，应为婴儿选择合适的奶瓶、奶嘴，奶瓶、奶嘴的清洗和消毒至关重要，每日一次集中煮沸消毒。奶的温度应适宜，不能过冷或过热，一般可将冲调好的奶液滴在手腕内侧或手臂上，以感觉不烫、不很热为适度。

3. 混合喂养

混合喂养指母乳分泌不足或因其他原因不能完全母乳喂养情况下，需要以其他乳类、配方奶粉或其他代乳品来补充喂养婴儿。混合喂养虽然不如母乳喂养好，但要比完全人工喂养好得多，婴儿能每天吃到 2 ～ 3 次母乳对其健康有很多好处。混合喂养的补充数量应根据婴儿的食欲情况来定，原则是婴儿吃饱为宜。

（二）做好日常护理

1. 注意保暖

新生儿皮下脂肪单薄、汗腺发育不全，保暖能力、排汗和散热能力都较差，再加上大脑体温调节中枢发育不完善，使其体温不稳定，容易受到环境温度的影响而变化。新生儿保暖一是注意室温，室温最好在 20℃ ～ 24℃；二是根据天气变化准备好适宜的衣服被褥，避免因保暖过分引起汗疱疹，脱水热等；三是用热水袋进行保暖，但一定注意热水袋中的水温不可太热，而且热水袋不可与新生儿的身体直接接触，以免烫伤，最好用布将热水袋包好，并放在距新生儿脚 20 ～ 30 厘米处，经常更换热水袋中的水，以保持一定的温度。

2. 脐部护理

新生儿的脐带一般在出生后 3 ～ 10 天脱落，由于即将脱落的脐带是一种坏死组织，如果不进行护理，新生儿很容易感染上细菌，轻者可造成新生儿的脐炎，重者还会导致败血症和死亡。

（1）脐带未脱落之前的护理细节

第一，在护理脐带部位时一定要洗手，避免手上的细菌感染新生儿脐部。第二，洗澡时，在脐带脱落前，不要让脐带沾水。如果让新生儿游泳，一定要给他带上防水贴。第三，脐带及其周围皮肤要保持干燥清洁，特别是尿布不能盖到脐部，以避免尿液或粪便沾污脐部创面。第四，千万不要用紫药水，因为紫药水的干燥效果仅限于表面，而聚乙烯醇醚络碘溶液的干燥效果是从里到外的干燥。第五，每天用聚乙烯醇醚络碘棒擦拭2遍脐带，早晚各一次。在擦拭的时候，一手提起脐带结扎部位的小细绳，一手用聚乙烯醇醚络碘棒充分地擦拭脐带与肉连接的地方。这时候要注意，如果聚乙烯醇醚络碘棒脏了，就要及时换掉，不要用脏的聚乙烯醇醚络碘棒反复擦拭脐带，这样会感染和发炎。

（2）脐带脱落之后的护理细节

第一，每天彻底清洁小肚脐。第二，保持肚脐干爽。第三，不要让纸尿裤或衣服摩擦脐带残端。第四，如果宝宝的脐带2周后仍未脱落，要仔细观察脐带的情况，只要没有感染迹象，如没有红肿或化脓，没有大量液体从脐窝中渗出，就不用担心。另外，可以用酒精给宝宝擦拭脐窝，使脐带残端保持干燥，加速脐带残端脱落和肚脐愈合。

3. 生殖器护理

（1）**女婴护理要点**

①给女宝宝擦屁股时一定要从前往后，避免粪便污染尿道造成感染。②平时用清水冲洗即可。先用拇指和食指轻轻分开大阴唇，自上往下冲洗，不要清除大阴唇内所有分泌物。粪便残留可用棉签或软布轻轻擦拭掉。③不要用沐浴液或婴儿皂清洗外阴，以免消弱外阴的自洁能力。④勤换尿布、尿裤、内裤，不穿开裆裤。⑤婴儿尿布等衣物不与成人衣物混洗。⑥清洗时不要遗漏大腿根部。大小便都有可能流到大腿根部，这个部位一定要擦拭干净，保持干爽，否则容易发生尿布疹。

（2）**男婴护理要点**

①给男婴擦屁股时不要忘记擦阴茎和阴囊内侧，污垢很容易藏匿在阴茎和阴囊的内侧皮肤褶皱里。尤其是婴儿大小便后，要仔细擦拭干净。②洗澡时注意清洗皮肤褶皱处，切勿用力拉扯包皮，也不要用力拉扯阴囊。③男婴三岁以前，包皮和龟头是黏连的，清洗时不要上翻包皮，三四岁以后，包皮和龟头会逐步分离，清洗时可以上翻包皮。④勤换尿布、尿裤、内裤，不穿开裆裤。⑤婴儿尿布等衣物不与成人衣物混洗。⑥清洗时不要遗漏大腿根部。

4. 囟门护理

囟门相当于新生儿脑颅的窗户，若长时间不清洗，会堆积污垢，很容易引起婴儿头皮感染,严重时可导致病原菌穿透没有骨结构的囟门从而引发脑膜炎、脑炎等疾病。

清洗囟门时手指应平置在囟门处轻轻揉洗,不应强力按压或挠抓。如果囟门处有污垢不易洗掉,可先用麻油或其他植物油浸润 2～3 小时,待这些污垢变软后再用无菌棉球按照头发的生长方向擦掉。囟门清洗可在新生儿洗澡时进行,可用婴儿专用洗发液但不可用强碱性肥皂,以免刺激头皮诱发湿疹。

(三)睡眠照料

新生儿的睡眠时间是成人的 2 倍,每天有 18～22 小时是在熟睡之中。新生儿离开母体时,他的中枢神经系统发育不成熟,容易兴奋,又容易疲劳,因此睡眠对他的中枢神经系统的发育和成熟是很重要的。新生儿睡眠不足,他会烦躁不安,吃奶不好,体重不增,抵抗力降低,由于本身免疫功能差,就会导致经常生病。

1. 做好睡眠前的准备工作

环境安静,放下窗帘,光线暗点;室内空气保持流通,新鲜;室温适宜(冬天 18℃～22℃;夏天 26℃～27℃);小床软硬适中,木板床利于脊柱发育;根据季节,被子厚薄适中。

2. 睡眠前

关上窗,脱去外衣。保证新生儿睡前正常情绪,不过度兴奋。

3. 睡觉时

新生儿熟睡后,打开窗户,拉上窗帘,保持室内通风,光线稍暗。夜间照料宝宝的时候,也要选择暗的夜光灯,最好是蓝色的,不是黄色,或者用手电筒,用完了要赶紧关上。注意观察睡眠中的新生儿,出汗要及时擦干,避免吹风后着凉。对于仰卧的孩子,特别留意无关的衣物等不能盖住孩子的口鼻或勒住颈部;对于俯卧的孩子,留意不要将孩子的口鼻埋在枕头里阻碍呼吸。还要注意婴幼儿由于吐奶造成器官堵塞。

(四)衣帽的选择

1. 内衣的选择

给婴幼儿选择内衣时,需注意以下几点。

(1)材质安全

要选用具有吸汗和排汗功能的全棉织品,粗糙的缝边易刺激婴儿皮肤尤其是腋下、手腕等处，选择时不妨放在自己脸颊旁感觉一下。

（2）款式适宜

宝宝头大而脖子较短，为穿脱方便，新生儿适宜选择传统无襟、无领、系带子的和尚服，既安全又可以"密切配合"婴儿的体型。要注意婴儿的衣裤上不宜钉纽扣，以免损伤他们的皮肤或被误服。衣服的袖子、裤腿应宽大，使四肢有足够的活动余地，并且便于穿脱、换洗。婴儿的胸腹部不要约束过紧，否则会影响胸廓的运动或者造成胸廓畸形。

（3）颜色不宜花哨

婴儿内衣颜色不要过于明艳和花哨，最好选择白色，这样才有可能把各种有色染料带给婴儿的伤害降到最低，并有利于发现一些异常情况，如不正常颜色的粪便或婴儿自己抓破皮肤留下的血迹等。

2. 帽子的选择

有研究发现，气温在 15℃ 左右时人体约 1/3 的热量从头部散发；气温在 4℃ 左右时，人体约 1/2 热量从头部散发；而气温在零下 10℃ 左右时，竟会有 3/4 的人体热量从头部"跑掉"。新生儿的头部几乎占了身体一半的体积，跟大人相比，头部散热所占的比例更大。因此在寒冷的环境下，要注意给新生儿戴帽子。反之，如果天气较热，或是冬天室内暖气较足，则不必给新生儿戴帽子，否则反而容易捂汗。

在给新生儿确定帽子尺寸的时候，要确保帽子刚好适合新生儿的头，不要让帽子太紧了，以免摘下帽子之后，会在新生儿的头上留下帽檐的痕迹。

（五）预防疾病和意外伤害

1. 黄疸

新生儿黄疸指在新生儿时期，由于胆红素代谢异常，引起血中胆红素水平升高，而出现以皮肤、黏膜及巩膜黄疸为特征的病症，有生理性和病理性之分。生理性黄疸是指单纯因胆红素代谢特点引起的暂时性黄疸，在出生后 2～3 天出现，4～6 天达到高峰，7～10 天消退，早产儿持续时间较长，除有轻微食欲不振外，无其他临床症状。若出生后 24 小时即出现黄疸，每日血清胆红素升高超过 5mg/dL 或每小时大于 0.5mg/dL；持续时间长，足月儿超过 2 周、早产儿超过 4 周仍不退，甚至继续加深加重或消退后重复出现或出生后一周至数周内才开始出现黄疸，均为病理性黄疸，须迅速就医。

2. 窒息

引起新生儿窒息的常见原因为捂被窒息和呕吐窒息。因此，建议寒冷的季节新生儿最好独自睡觉，不要与大人同被睡，以免捂被引起窒息。喝完奶后不能立即将新生儿平躺放置在床上，以免因为吐奶呛入气管而引起窒息。

3. 鹅口疮

鹅口疮又名雪口病、白念菌病，是由白色念珠菌感染引起的。临床表现为口腔黏膜出现乳白色、微凸起斑膜，周围无炎症反应，形似奶块，无痛，擦去斑膜后，可见下方不出血的红色创面，斑膜面积大小不等，多发于颊、舌、软腭及口唇部的黏膜上，白色的斑块不易用棉棒或湿纱布擦掉。

引起新生儿口中白色念珠菌的途径可能是：母体如产道、乳头或者手；未洗净消毒的奶瓶、奶嘴；或是新生儿抵抗力弱；新生儿长期使用抗生素等情况。因此，妈妈一定要注意清洁哺乳卫生，如喂奶之前洗手、保持乳头清洁、勤换内衣等，并要注意喂奶后给新生儿喝一点温水，冲去口腔的奶汁。

二、新生儿抚触

新生儿抚触是通过触摸新生儿的皮肤和机体来刺激新生儿感觉器官的发育，增进新生儿的生理成长和神经系统反应，并增加新生儿对外在环境的认知，同时还能加深亲子之间的浓厚感情。根据研究结果显示，经过触摸后的新生儿，体重平均增加 10% 左右，患先天性贫血的概率降低，感官和神经发展越好；越早触摸越好。

（一）抚触方法

新生儿抚触的顺序：头部—胸部—腹部—上肢—下肢—背部—臀部。

1. 头部

（1）用两手拇指指腹从眉间向两侧滑动。

（2）两手拇指从下颌上、下部中央向外侧、上方滑动；让新生儿上下唇形成微笑状。

（3）一手托头，用另一只手的指腹从前额发际向上、后滑动，至后下发际，并停止于两耳后乳突处，轻轻按压。

2. 胸部

两手分别从胸部的外下方（两侧肋下缘）向对侧上方交叉推进，至两侧肩部，在胸部划一个大的交叉，注意避开新生儿的乳头。

3. 腹部

食、中指依次从新生儿的右下腹至上腹向左下腹移动，呈顺时针方向画半圆，注意避开新生儿的脐部。

4. 四肢

两手交替抓住婴儿的一侧上肢从腋窝至手腕轻轻滑行，然后在滑行的过程中从近端向远端分段挤捏。对侧及双下肢的做法相同。

5. 手和足

用拇指指腹从婴儿手掌面或脚跟向手指或脚趾方向推进，并抚触每个手指或脚趾。

6. 背、臀部

以脊椎为中分线，双手分别放在脊椎两侧，从背部上端开始逐步向下渐至臀部。

（1）婴儿呈俯卧位，两手掌分别于脊柱两侧由中央向两侧滑动。

（2）以脊柱为中线，双手食指与中指并拢由上至下滑动四次。

（二）抚触的注意事项

1. 抚触前

做抚触之前，要将双手指甲修平，并将首饰摘掉。先洗手，搓手至微烫，放自己脸颊上，能感觉手掌热气渗透至脸颊即可，挤一两滴宝宝专用按摩油润滑自己双手后进行抚触。先轻轻抚触，随后逐渐增加压力，以便婴儿适应。（注意：不要将按摩油直接倒在宝宝身上和弄到宝宝眼睛里，待手干后立即再挤一两滴润滑双手后继续进行。）

2. 抚触时

可播放一些柔和的音乐，婴儿可全身裸露，只留尿片，天气较冷时，也可只暴露所需抚触部分逐步进行，操作时应注意保暖，一般一天三次，每次 15 分钟；抚触时注意跟婴儿进行眼神、语言的亲子交流；抚触力度除了腹部下压 0.5 厘米外，其余均因人而异，根据自己的宝宝慢慢掌握适合的力度。（注意：婴儿在疲倦或不耐烦时，应立即停止抚触，待婴儿休息好或安静后再继续进行，不要在婴儿太饿或太饱状态下进行。）

3. 保持 25℃左右的室温

选择比较安静、光线不太刺眼的地方。给婴儿和你选一首柔和的音乐，帮助你们放松；提前准备好婴儿的毛巾、尿布、干净的衣物，抚触结束后给婴儿换上。让你的双手也保持温暖，开始前先和婴儿聊一会儿，"妈妈要摸摸你的小脸"，在你们彼此之间感到需要对方的时候，就可以开始抚触了。

三、新生儿的教育

新生儿感觉灵敏，具有非凡的模仿和辨别力，对新奇的事物特别感兴趣，尤其是喜欢有生命的东西，有自己的喜怒哀乐，大脑已具备了接受外界良好刺激的条件。早期教育从新生儿开始，可使其大脑获得足够的刺激，并在功能和结构上更趋完善，促使潜在能力得到较好发挥。

（一）感知能力培养

新生儿自出生，其视觉、听觉、嗅觉、味觉和触觉已开始运作，对光线、噪声、触碰有反应。

1. 视觉训练

视觉是宝宝对这个世界最为直接的认知窗口，新生儿刚出生时，对光线就会有反应，但眼睛发育并不完全，视觉结构、视神经尚未成熟，视力只有成人的1/30。他能追着眼前的物体看，但视野只有45度左右，而且只能追视水平方向和眼前20～25厘米的人或物。新生儿偏爱注视较复杂的形状和曲线，以及鲜明的对比色。活跃的视觉活动可以有利于新生儿的记忆力和智力发育，下面介绍几种新生儿视觉训练法。

（1）对视法

新生儿最喜欢看妈妈的脸。当妈妈注视他时，他会专注地看着妈妈的脸，眼睛变得明亮，显得异常兴奋，有时甚至会手舞足蹈。个别新生儿和妈妈眼神对视时，甚至会暂停吸吮，全神贯注地凝视妈妈，这是人类最完美的情感交流，也是最基本的视觉能力训练。

平时可以多和新生儿玩藏猫猫的游戏，训练时妈妈可用一条薄纱布盖住新生儿的眼睛（注意时间不能太长），然后妈妈把脸躲到一旁，一边跟新生儿说："妈妈在哪儿？"一边迅速将薄纱布从新生儿的眼睛上拿开，把脸凑近宝宝的脸说："妈妈在这儿呢"。

（2）迷你手电筒法

大多数新生儿不仅喜欢看爸爸妈妈的脸，也喜欢看亮光，可在房内挂光亮适度、柔和的乳白色灯或彩灯，光线不要直射孩子的脸，可以一会开灯，一会关灯，以锻炼瞳孔扩大与缩小的功能。两周后可用红布包住手电筒，将亮光对准新生儿眼上方15～20厘米处，沿水平线向左右或前后方向慢慢摇动数次，进行视觉训练。训练时视角仅限于正前方45度范围，注视时间仅可几秒钟。待新生儿满月后，视角可扩大到正前方90度范围，注视时间可适当延长。

（3）静态玩具注视法

当新生儿睡醒时，他会睁开眼睛到处看，这时可以为他预备几幅挂图，最好是模拟妈妈脸的黑白挂图，也可以是条纹、波纹等图形。将黑纸与白纸各一张出示在出生后10天左右的新生儿面前，眼与纸的距离为15～20厘米。先看黑纸，然后再看白纸，各注视半分钟。再将黑纸白纸同时出示，让新生儿同时注视两种不同颜色的纸，训练眼球在两张纸之间来回移动。由于新生儿对新奇的东西的注视时间比较长，对熟悉的东西的注视时间短，因此每隔3～4天就要换一幅图。新生儿醒后，可以抱着他观看室内墙壁上的大幅彩色画。婴儿床边可以挂些玩具，空中可悬挂彩球。

（4）动态玩具追视法

新生儿喜欢左顾右盼，极少注意正前方的东西。这时爸爸妈妈可以拿些玩具在新生儿眼前慢慢移动，新生儿的眼睛与追视玩具的距离以20厘米为宜。可将彩球悬挂在新生儿胸上方，距离其眼部20～25厘米处，逗引新生儿注视。一周后，将彩球在新生儿眼前从左到右移动，再从右到左移动，训练其视线随物移动。两周后将球放在新生儿眼前上下移动，并继续向左右移动。满月时，将球放在新生儿眼前做360度转圈，训练其视线随球转动360度。训练追视玩具的时间不能过长，一般控制在每次1～2分钟，每天2～3次为宜，否则会引起宝宝的视觉疲劳。

2. 听觉训练

新生儿不仅具有听力，还具有声音的定向能力，能够分辨出发出声音的地方。新生儿喜欢柔和、缓慢的声音，表现为安静、微笑；对于尖锐的声音则表现为烦躁不安。新生儿对有节奏的声音更为敏感，可能与胎儿期天天听到母亲有节律的心跳有关，它给予新生儿一种安全感。因此，在新生儿期进行宝宝的听觉能力训练是切实可行的。

训练新生儿听力时，可在新生儿头部两侧摇铃，节奏时快时慢，音量时大时小。先不要让新生儿看到摇铃，观察其对铃声有无反应；再训练新生儿根据铃声用眼睛寻找声源，每天进行 2～3 次。可检验听力，提高视能力。

还可通过日常的生活，让新生儿听到各种不同的声音以锻炼他的听力。如帮助新生儿逐渐区分不同的声响，给新生儿一个有声响的环境，家人的日常活动会发生各种声音，如走路声、开门声、流水声、炒菜声、说话声和外界的杂声等。让新生儿听有节奏的乐曲。但放音乐的时间不宜过长，也不宜选择过于吵闹的音乐。妈妈和家人最好能和新生儿多说话，亲热和温馨的话语，能让婴儿感觉到情感的交流。

 知识拓展 3-2　音乐欣赏，训练宝宝听觉能力

人的左脑是逻辑的语言脑，而右脑是感受音乐的脑组织。在宝宝学会说话之前，优美健康的音乐能不失时机地为宝宝右脑的发育增加特殊的"营养"。选择音乐的标准有三条：优美、轻柔、明快。中外古典音乐、现代轻音乐和描写儿童生活的音乐，都是训练宝宝听觉能力的好教材。最好每天固定一个时间，播放一首乐曲，一次 5～10 分钟为宜。播放时先将音量调到最小，然后逐渐增大音量，直到比正常说话的音量稍大一点儿即可。

3. 触觉训练

宝宝刚出生时的触觉在身体的某些部位已发育得很好，像前额、眼、口周、手掌、足底等部位的触觉已经相当敏感，如触及小儿口唇及舌尖时即可引起吸吮动作。新生儿触觉训练可通过以下几种方法。

（1）每次换尿布或哺乳的时候，可以轻轻抚摸宝宝的皮肤，宝宝会觉得很愉快，这也是最简单的触觉训练。婴儿喜欢柔软而不是粗糙的感觉，不喜欢被粗鲁地摸抱。

（2）宝宝睡醒后，轻轻抚摸宝宝全身皮肤。还要经常用温暖的手抚摸宝宝的脸颊、手心、背胸腹部以及脚底的皮肤，这会使宝宝感受到安全和温暖，每天 2～3 次，

每次 5 ～ 10 分钟即可。抚触宝宝时不仅要注意手法，还要控制好时间，不要超过30 分钟；当宝宝不配合时，马上停止，让宝宝休息。

（3）宝宝吃奶的时候妈妈可以给宝宝一根手指让他练习抓握。宝宝醒着时，可以给宝宝一些诸如卡片、苹果、软布或者轻巧的玩具等，让宝宝抓握。这样可以让他感受不同物体的质感，还可以锻炼宝宝的手部肌肉和手的灵巧性。

（二）运动能力培养

新生儿已有一定活动能力，如会将手放到口边甚至伸进口内吸吮。四肢会做伸屈运动，如转头、手上举、伸腿类似舞蹈动作。新生儿运动能力培养可从以下几方面进行。

1. 转动头部训练

将新生儿仰卧在床上，用新生儿感兴趣的色彩鲜艳、会发出声响的玩具，在其头部左右侧，距离宝宝眼睛 30 厘米远的地方逗引，使新生儿头部侧转注意玩具。慢慢移动，让新生儿的头随玩具转动，朝左朝右各转动 90 度。

2. 手指抓握能力训练

父母将自己洗净的食指塞进新生儿手掌里，使宝宝抓握，然后抽出来再塞进去，反复数次，以训练宝宝的抓握能力。也可以换用圆形光滑的小木棍抓握。

3. 收缩脚掌训练

父母用手指或其他物体触碰新生儿脚心，使自动作收缩脚掌反应，反复进行 4 ～ 6 次，以活动宝宝腿部的肌肉。

4. 进行游泳活动

新生儿脐带脱落后，恢复得很好时，可在 2 或 3 周时做游泳活动。在新生儿洗澡时，放在较大的浴盆里，用一手掌托住腹部，另一手托住下颌，让宝宝平趴在水中，露出头部，四肢自由活动，推动身体在水中移动。

（三）语言能力培养

新生儿清醒后为了放松会啼哭，在感到饥饿、痛苦、不舒服时会发出哭声。除啼哭外还会从喉咙里发去细小的喉声。新生儿语言训练可从以下几个方面进行。

1. 与宝宝讲话

当孩子哭时，妈妈要用温和亲切的语调哄他，如"哎呀，宝宝怎么了？别哭了，妈妈在这儿呢"，并观察孩子的反应；在喂奶时，轻轻呼唤他的乳名，反复对他说：
"宝贝饿了，妈妈给你喂奶来了！"无论给孩子做什么事，都要用柔和亲切的声音、
富于变化的语调与宝宝讲些"悄悄话"。

2. 逗笑

从出生第一天起，父母要经常逗新生儿笑。新生儿学会在大人逗乐时报以微笑，
与自己在睡觉时脸部肌肉收缩的笑不同。大人逗乐是一种外界刺激，婴儿以笑来回
答，是宝宝学习的第一个条件反射，专家认为，越早出现逗笑的婴儿越聪明。

3. 回声引导发音

在新生儿啼哭之后，父母发出与宝宝哭声相同的声音。这时宝宝会试着再发声，
几次回声对答，宝宝喜欢上这种游戏似的叫声，渐渐地宝宝学会了叫而不是哭。这
时父母可以把口张大一点，用"啊"来代替哭声诱导宝宝对答，渐渐地宝宝发出第
一个元音。如果宝宝无意中出现另一个元音，无论是"噢"或"咿"，都应以肯定、
赞扬的语气，用回声给宝宝以巩固强化，并且应当记录。

（四）社会交往能力培养

好多家长总以为，孩子还小，是不需要和其他人多交流多沟通的。可是，人际
交往其实也是早期教育的一部分内容。孩子和家长一样，也需要和他人进行良好的
交往。每个人都不是一出生就会与他人相处的，社交经验需要一点点地积累只有通
过与环境的相互作用，才能让宝宝取得好的发展。新生儿社会交往能力的培养可通
过以下几种方法。

1. 多关注新生儿

出生后，新生儿最先认识的是妈妈，他会盯妈妈的脸看，对周围的世界充满好奇，
但最让他感兴趣的是妈妈的说话声。因此妈妈要多跟宝宝说话，妈妈温柔的语调能
让他们感到安全和幸福。

2. 识别不同哭声，满足新生儿的需要

新生儿哭时，如果能得到妈妈及时的关注，会让他们觉得自
己很重要。妈妈或其他监护人要主动识别、满足新生儿的需要。
有时宝宝的需要已经满足了，但他们还是不停地哭，这可能是因
为过度兴奋，或吃得太饱精力旺盛造成的。

拓展阅读

3. 建立合理的作息时间

新生儿出生后，看养者的主要任务就是设法帮助它们适应周围的生活环境，用极大的耐心调整他们的生物钟，帮助他们逐步建立有规律的作息时间。

4. 建立最初亲子之间的交流

妈妈要多与新生儿交流。宝宝学会的第一件事就是将妈妈的音容笑貌与满足自己生理和安全需要联系在一起。这时，妈妈应通过适当刺激宝宝感官的方式，如微笑、爱抚等，来帮助和鼓励宝宝学习。最初几周，妈妈可以运用物品逗弄新生儿，如使用会发出声音或音乐的玩具、毛绒玩具或不会摔破的镜子等逗乐宝宝。妈妈的情绪以及与周围环境的互动，都会影响宝宝的社会交往能力。

案例分析 3-2　照顾细心的妈妈

妞妞出生时体质弱，妈妈对妞妞的照顾非常细心，妞妞用过的所有物品妈妈都要进行消毒处理，妞妞睡觉的时候家人的活动也特别小心，说话都是静悄悄地，家里的温度控制在 25℃ 左右，家长也不敢随意带妞妞外出。可是妞妞的体质还是很弱，经常感冒。请你来评价一下妞妞妈妈的做法，并提出建议。

本章思考与实训

一、思考题

1. 新生儿有哪些本能性反应？如何看待这些本能性反应的作用？
2. 为什么说母乳的价值是最好的？
3. 新生儿有哪些生理特点，为什么新生儿体温调节能力差？
4. 新生儿感知觉的特点有哪些，如何对他们进行感知觉训练？

二、章节实训

1. 调研新生儿的生长情况

全班同学分组，分别到妇幼保健院、儿童医院、人民医院进行调研，了解并观察新生儿的发育过程，并做记录。

2．市场调研

（1）实地考察奶瓶、奶嘴的种类：学生几人一组，到商店实地考察，了解其种类并以表格的形式列出。

（2）了解市场上配方奶粉的种类及成分，选出一至两种较好的配方奶粉品牌并说出此种奶粉的优点。

3．观摩、学习给婴幼儿做抚触操

组织学生到妇幼保健院、婴幼儿游泳中心等机构观摩婴幼儿抚触操。学生讨论给婴幼儿做抚触操的具体步骤及注意事项，并分组练习给仿真娃娃做抚触操。

第四章

乳儿的保育与教育

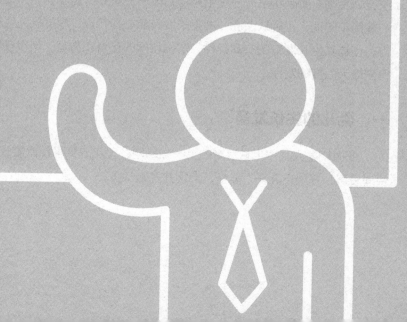

引入案例

年轻的家长们手忙脚乱地陪伴孩子渡过了新生儿期。随着孩子的一天天成长，抚育者们常常感到有些不知所措，不了解乳儿期孩子的正常发育的规律，也苦于找不到科学保健和教育的方法。

问题：乳儿的生长发育和生理特点是什么？如何根据乳儿的特点进行科学的保健和教育呢？

本章学习目标

1. 认识乳儿的生长发育和生理特点。
2. 掌握乳儿的保健的策略。
3. 掌握乳儿的教育的方法及策略。

第一节　乳儿的生长发育及心理特点

孩子出生后 28 天至 1 周岁，因其以乳汁为主要食物，故称为乳儿期。此时期是孩子一生中生长发育最快的时期。乳儿期有着突出的三大变化：吃奶——断奶——吃普通食物；躺卧状态——用手操作物体——直立行走；完全不能说话——能掌握一些简单的词。正确认识乳儿的生长发育和心理特点，根据乳儿生长发育和心理特点，创造其生长发育的有利条件，实施科学的保育和教育，可以使乳儿发展的潜力得到最大限度的发挥。

一、乳儿的生长发育

此时期是人生中生长发育的第一高峰期，乳儿的身高和体重成倍增长，大脑也快速发展，开始出乳牙，能坐，会爬并开始学步。

（一）身体的生长发育

1．身长

1岁以内婴儿身长增长很快，前3个月每月可增长3.0～3.5厘米，以后增长速度逐渐减慢，婴儿期平均每月身高增长2～3厘米。前半年大约可增长16厘米，后半年增长8～9厘米。1岁时的身高约为出生时的1.5倍，此时的身高为75厘米左右，但因先天差异和后天养育环境不同，每个婴儿也有一定的区别。

2．体重

1岁以内孩子体重增长很快，但此期间孩子的体重增长会不平衡，前6个月增加体重快，后6个月增长体重比前6个月少一些。在正常养护条件下，前3个月，孩子每月平均增重可达700～800克，以后逐渐减慢，后半年每月平均增重400～450克，全年平均每月增加500～600克。因此，小儿出生后4～5个月时，体重可达出生时的2倍，1岁时可达出生的3倍或稍多。婴儿到12个月时体重为10千克至10.5千克。为了准确掌握婴儿体重增长变化是否正常，可以参考以下公式进行测量和计算。

适用范围：1～6月婴儿：

体重（千克）＝月龄（月）×0.6（千克／月）＋出生时体重（千克）

适用范围：7～12月婴儿：

体重（千克）＝月龄（月）×0.5（千克／月）＋出生时体重（千克）

例如，婴儿出生时体重为3.4千克，8个月的婴儿体重应为：8×0.5＋3.4＝7.4（千克）。即8个月龄的婴儿体重应该在7.4千克左右为正常。正负差只要不超过10%均为正常。

3．头围

孩子1～3个月内头围增长最快，一般可增加5～6厘米。以后增长速度逐渐变慢，1岁时，男孩的头围约46.0厘米，女孩约45.5厘米。头围的大小和脑的发育密切相关，脑发育不全时，头围增长缓慢；脑积水可使头围增长过快。

4．胸围

胸围在第一年增长最快，6个月后胸围与头围大致相等，1岁时胸围可比头围大。以后，头围和胸围的差距逐渐增加。

5. 脊柱

1岁以前，是宝宝脊柱发展最迅速的时期。新生儿的脊柱非常柔软，几乎完全是直的。孩子出生后3个月能抬头，颈部的脊柱向前凸出，形成第一个弯曲。6个月时婴儿会坐起，胸部脊柱向后凸出，形成第二个弯曲。到1岁婴儿会行走时，腰部脊柱向前凸出，形成第三个弯曲。第四个弯曲为骶曲，如图4-1所示。脊柱在发育中形成的弯曲，有助于保持身体的平衡。婴儿期的脊柱有弹性，在取卧位时这些弯曲则会变直。到6～7岁以后脊柱弹性逐渐减少，脊柱的弯曲会逐渐固定。

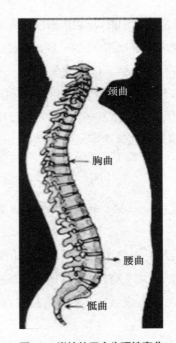

图4-1　脊柱的四个生理性弯曲

6. 牙齿

人的一生有20颗乳牙和32颗恒牙。乳牙萌出时间的个体差异较大，大部分婴幼儿从6个月开始长牙，12个月以后出牙称为出牙延迟。正常情况下，婴幼儿在1周岁时有6～8颗乳牙，全副乳牙在2～2.5岁出齐。

最早长出的是下方的门牙（前牙），之后是上门牙，然后是侧门牙，再后来是前磨牙和犬齿，最后是后磨牙。乳牙生长顺序如图4-2所示。

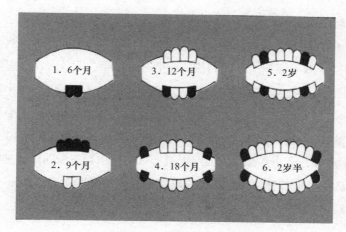

图4-2 乳牙生长顺序

可用下列公式推算 6 个月到 2 岁的婴幼儿正常情况下应出牙的数目：牙齿数 = 月龄 - 4（或 6）。

（二）动作的发展

乳儿期的运动机能有了较好的发展，乳儿的动作包括躯体大动作和手指精细动作。乳儿动作发育是神经系统发育的一个重要标志，与心理、智能密切相关。动作发育规律主要是自上而下（如抬头—坐—站—走），由近及远（如抬肩—伸手—手指取物），由不协调到协调，由正面动作到反面动作（如先能握物，后能随意放下）。

1. 大动作的发展

随着大脑皮层下的纹状体的成熟和肌肉的发育，孩子出现了抬头、挺胸、坐、爬、立、走等活动。

孩子出生后第 1 个月末，头能运动，俯卧位时短暂抬头动作。2 个月中可以抬头，俯卧位时抬头 45 度角，竖头片刻。3 个月时能俯卧位时抬头 45 度～ 90 度，可用肘支撑抬起胸部，竖头较稳，可自如地转头。4 个月时开始翻身，从仰卧位到侧卧位，扶着乳儿的躯干，乳儿能坐起。5 个月时能背靠物，坐片刻，翻身从仰卧位到俯卧位。6 个月乳儿能独立坐着，能由仰卧位翻身转为俯卧位。7 个月的乳儿能坐得很稳，能连续翻滚。8 个月的乳儿可用双上肢向前爬。乳儿 9 个月时能扶着大人的手或扶物站立。10 个月开始扶物迈步。11 个月，可独自站立片刻。12 个月，能牵着手走路，有的能独走几步。一般来讲，在 10 ～ 15 个月期间，乳儿学会独立行走都属于正常。但如果孩子到了 1 岁半仍然不能独立行走就需要看医生做专门检查了。

2. 精细动作的发展

1个月乳儿的双手经常呈握拳头状，偶尔稍有松开。2个月时，双手握拳时常松开；3个月时，双手握拳松开时间长，拇指一般不呈内收状，可以握住较大的球状物；4个月时，见物会伸手抓，会把玩具放入口中；5个月时，会用两手抓物，会用手摸、敲、打东西；6个月时，开始会把玩具互相换手；7～8个月时，会玩拍手游戏，能抛掷、滚动玩具，大拇指和其他四指能分开对捏；9～10个月时，会用拇指和食指对捏，取小件物品，如用拇指和食指捏小豆子的动作非常熟练，会把一件玩具放进另一件东西中，会在许多玩具中找到想要的东西。10～12个月时，会用手盖上或打开盖子，会用手翻书。

知识拓展 4-1　如何全面评价乳儿的生长发育？

评价乳儿的生长发育可以概括为"三好"，即"生活好，看上去好，智力好"。"生活好"为吃奶、喂饭时食欲好，睡觉深沉不爱醒，睡醒后精神好，玩得开心，比较活泼，很少生病。"看上去好"为从外表上看，头发黑亮，皮肤细腻富有弹性，小脸红扑扑；头6个月体重每月增长至少500克，后6个月每月至少长300克。"智力好"表现为眼神灵活，抬头、翻身、坐、爬、站以及行走等有的乳儿在1周岁内学会，有的则要在1岁之后学会。能懂得大人语言，会表示各种需要。

二、乳儿的心理特点

乳儿期，孩子的心理随着动作的发展、语言的发展而逐步产生和发展。

（一）感知觉的发展

新生儿就已具备各种感觉，但这些感觉基本上是为无条件反射服务的。随着神经系统，特别是大脑机能的发展，在日益多样的、丰富的环境刺激影响下，新生儿的各种感觉迅速发展起来。

1. 视觉

孩子出生后1个月目光可随发光的物体移动。2个月能协调地将两眼固定在物体上，并能注视目光前约25厘米处物体的运动。3个月可以比较长时间地注视较近的成人的面孔,可以用视觉分辨自己熟悉的人,如看见母亲后可以表示出喜欢的神情。4个月对颜色有分化反应,特别是红色的物体最能引起儿童的兴奋。5个月时对自己熟悉的事物有了视觉分辨能力,如进食前看到奶瓶或看到妈妈的乳房时能表示高兴。6个月起,可注意远距离的物体,如车辆、行人、太阳、月亮等。8～9个月时开始出现视深度感觉,能看到小物体。12个月时能区别各种图形,对展示的图片有兴趣。

研究表明,乳儿具有视觉偏好,他们对具有轮廓线、复杂化和曲度感的事物感兴趣,如他们凝视人脸图片的时间几乎是其他任何图片的两倍。在两三个月,孩子便具有对一个物体是在多远、多深的空间知觉,最有力支持这个结论的是视崖实验。

知识拓展4-2 视崖实验

美国心理学家沃克和吉布森(Walk & Gibson,1961)曾进行了一项旨在研究婴儿深度视觉的实验——"视觉悬崖"实验,该实验后来被称为发展心理学的经典实验之一。研究者制作了平坦的棋盘式的图案,用不同的图案构造以造成"视觉悬崖"的错觉,并在图案的上方覆盖玻璃板(见图4-3)。将2~3个月大的婴儿腹部向下放在"视觉悬崖"的一边,发现婴儿的心跳速度会减慢,这说明他们体验到了物体深度。当把6个月大的婴儿放在玻璃板上,让其母亲在另一边招呼婴儿时,发现婴儿会毫不犹豫地爬过没有深度错觉的一边,但却不愿意爬过看起来具有悬崖特点的一边,纵使母亲在对面怎么叫也一样。这似乎说明婴儿已经具备了深度知觉,但这种深度知觉是与生俱来的,还是在出生后几个月里学来的,目前还没有定论。

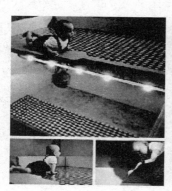
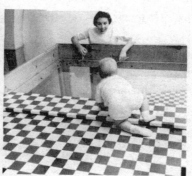

图4-3 视崖实验

2. 听觉

婴儿出生后只需几十分钟，就能听到声音。新生儿期便能感受不同方位发出的声音，并且向声源方向转头。出生后三四个月，就能倾听音乐的声音，并且对乐音（如催眠曲）表示愉快的情绪，而对于强烈的声音则表示不快。从第4个月起，能辨别成人发出的声音，如听见母亲说话的声音就高兴起来。6个月能区分爸爸妈妈的声音，叫其名字已有回应的表示。9个月时，逐渐可以根据不同的声音来调节、控制自己的行动，学会倾听声音，并对不同声音做出不同的反应，而不再是立即寻找声音的来源。12个月时对声音的反应可以控制，这说明婴儿期的听觉和视觉之间开始逐渐建立起协调关系。感知发育和儿童的语言发育直接相关，听力障碍如果不能在语言发育的关键期内或之前得到确诊和干预，则可因聋致哑。

3. 嗅觉和味觉

嗅觉和味觉也发生得较早。新生儿大约在第1个月就可因香味引起食物性的条件反射，闻到乳的香味就会寻找乳头。出生后第2个月就能比较明确而精细地区别酸、甜、苦等不同味道。能对不同的味觉物体发生不同反应。新生儿生来就喜欢甜的味道，对甜的味道有积极的反应，而对苦和酸的东西产生一种特有的消极的表情，如皱眉、闭眼、张嘴等。吃惯了母乳的新生儿，在刚刚换吃牛奶的时候，往往会加以拒绝。

4. 皮肤觉

婴幼儿皮肤觉很早就开始出现。在触觉方面，从很小的时候起，就能对于跟身体接触的襁褓或被褥的任何不舒服的刺激表示强烈的反应，特别敏感的是嘴唇、手掌、脚掌、前额、眼帘等处。例如，在物体接触嘴唇的时候，就立刻把物体抓握等。在温冷觉方面，他们的感受性也比较敏锐，如在洗澡的时候，如果水太冷或太热会大哭起来。吃牛奶的婴幼儿，如果牛奶太冷或太热，他会加以拒绝。在痛觉方面，如遇到痛刺激，能立刻引起全身的或局部的反应。有心理学家提出乳儿的"皮肤饥饿"理论，认为新生儿在很小的时候，皮肤具有"饥饿感"，只要成人轻轻抚摸或抱起来，他就会感到安全和解除"饥饿感"。这就是为什么通常当小孩子哭的时候，把他们抱起来，哭声即止。

（二）语言的发展

乳儿期是孩子的语言发生期，又称为前言语期，包括发音和学语。0～1岁孩子经历的语言发展过程大致可以分为以下3个阶段。

1. 简单音节阶段（0～3个月）

在此发展阶段，婴儿通过听、看、"说"、哭闹等与外界、成人沟通。

（1）婴儿听觉较敏锐，对语音比较敏感，具有一定的辨音水平

从刚一出生，孩子就开始了对语言的内在吸收性学习。婴儿首先学会语言和自然界中、生活中其他声音的区别，并获得辨别不同话语声音的感知能力。婴儿喜欢听人类的语音，满月时，听到妈妈的说话声能停止哭泣；2～3个月的孩子听到成人说话的声音会转头寻找。

（2）与成人面对面进行"交谈"时，婴儿产生交际倾向，会做出相应的动作反应

这一阶段的婴儿喜欢面对面的言语交际，偏爱母亲和高频率的声音，如果有人对他说话，他会用微笑、动动嘴巴、转头、吵闹、尖叫，或者其他快活或痛苦的神情做出反应，身体也会有相应地活动。

（3）能发出一些简单的音节，多为单音节

0～3个月的婴儿发声以哭为主，可以发出a、o、e等音，会从喉咙里发出细小的喉音，偶尔吐露ei、ou等声音。3个月时能发出拖长的单元音，或连续两个音，如"啊咕""啊呜"等，此时发声更加自如，乐意与人对答。表4-1所示为两个月婴儿的发音。

表4-1 两个月婴儿的发音

a	ai	e
ei	hai	ou
ai-i	hai-i	u-e

2. 连续语音阶段（4～8个月）

在此阶段，婴儿能发出一连串近似词的音节，出现"语音玩弄"和"小儿语"现象，能辨别语气语调和音色变化。

（1）经常发出连续的音节，出现"语音玩弄"现象

4个月的孩子的眼睛会盯着成人说话的嘴；发声能持续15～20分钟，能发出一连串类似音节的声音；当出现无意识的发音时，如"妈妈妈妈妈妈"，不停地叫着玩，这就是"语音玩弄"现象。

（2）与成人交往中出现学习交际"规则"的雏形

婴儿到7～8个月后，对一些特定的语音能做出相对稳定的反应，如听到叫自

己的名字能回头或以笑来回应，听到"再见"会摆手，听到"欢迎"会拍手等。这是婴儿语言条件反射的建立，它使孩子有了与成人沟通、交往和学习语言的可能性，同时也是交际规则的学习。

（3）能辨别一些语调、语气和音色的变化

8个月左右的婴儿会看或指向物品所在的地方；一口气能说出几个语音，能说"ma-ma""da-da"，但经常无所指；孩子能从各种声音中分辨出熟悉的、有意义的声音，如妈妈的说话声。

（4）懂得简单的词、手势和命令，理解具有情境性

7～8个月的婴儿听到"妈妈"的声音时会看母亲，听到"爸爸"的声音时会看父亲；如果大人边念儿歌边做相应的动作，宝宝能记住，也会学着做相应的动作；有意识地模仿语音，并以此为乐；听到大人说"不"会停止活动；会用点头或伸手表示"要"，用摇头或皱眉表示"不要"；开始能表达自己，而不是单纯模仿；手势语发展很快。

3. 言语模仿阶段（9～12个月）

此阶段的婴儿开始模仿别人的发音，语言中枢开始发育，出现第一个有特定指代意义的单词。

（1）不同的连续音节明显增加

孩子能听懂大部分的简单口语，能用较清晰的发声来表达自己的意思和感情；能叫"爸爸""妈妈"。

（2）开始真正理解成人的语言

12个月左右的幼儿知道大人在谈论自己，会表现出害羞，这是宝宝理解大人谈话的表现。

（3）开口说话，出现第一个有意义的单词

12个月左右的幼儿能够有意识地称呼爸爸、妈妈，还能说出两三个词；能理解大人的话并用手势回答，如问"你几岁啦"，会竖起手指表示；爱听熟悉的话，会照着听到的一些话去做，如"坐好"等。

（三）注意与记忆的发展

乳儿期以无意注意为主，随着年龄增长逐渐出现有意注意。3个月的乳儿可把意识指向新异的刺激物上，开始产生"注意"。5～6个月，能够比较稳定地注视某

一物体，但时间较短。

由于条件反射的建立和发展，记忆的能力也随着初步地发展起来，这时的记忆还纯粹是无意记忆。就记忆的表现来说，首先出现的是再认，一般说来，五六个月的乳儿就可以再认妈妈，但此时再认的保持时间很短，只能再认相隔几天的事物。再认的范围随着时间的推移逐步扩大，最初再认自己的妈妈、亲人，以后是周围的事物。至于重现，则还不发展。

（四）思维的萌发

儿童刚生下来，只有从先天带来的一些无条件反射。乳儿期是思维产生的准备时期，出现了思维的一些萌芽表现，如知觉的概括能力的萌芽，一般到 1 岁左右，孩子逐步认识到知觉常性和客体永久性。6 个月的乳儿追视一个滚动的物体，虽然距离远了些，看起来就应当小了些，但他还能看成是同一物体。一般认为，在孩子 8 ~ 12 个月时，即将满 1 岁的时候，由于动作（特别是手的动作和行走的动作）的发展和言语的产生，客体永久性也开始出现。例如，在这以前，你和孩子"藏猫儿"的时候，你一躲开，他看不见了，也就不找了，以为世界上不存在"你"这个人了。可是在 1 岁左右时，你再和孩子做"藏猫儿"游戏时，你叫他一声，然后再躲起来，孩子就会用眼睛到处找。客体永久性，实质上，也就是表象的最初形态。

（五）情绪的发生和发展

新生儿时期，由于开始适应新的环境，产生的消极的情绪较多。2 个月以后，积极情绪逐渐增加，当吃饱而又温暖的时候，可以看到比较活泼而微笑的表情，当抚育者亲近他或满足某种需求时，开始对人发出社会性微笑。4 ~ 5 个月时，能够笑出声来，同成人进行情绪交流。6 个月时，能够认识人，情绪反应也会因人而异，对母亲的情绪发展为依恋，对母亲十分亲热，对生人表现出"认生"。6 ~ 12 个月，是"认生"发生的高峰期。

（六）气质差异

乳儿期说不上具有稳定的个性，但出生不久，乳儿就表现出不同的气质特点，对同样的刺激会产生不同的反应方式，表现出急躁、慢性、活跃、安静等特点。有人研究了婴儿出生后几个月的行为表现特征，结果归纳为三种主要的气质类型（A.Thomas，1970）。

1. 容易护理的婴儿

他们的行为倾向于有规律性，容易适应。他们是愉快的婴儿，一般会对新的刺激以积极的反应，容易感到舒适，有安全感。他们也似乎少有行为问题。

2. 慢慢活跃起来的婴儿

他们是不积极的，对新的经验适应比较缓慢，他们很少表现强烈的情绪——无论积极还是消极的情绪。他们总是缓慢地适应新情境，开始时有点"害羞"和冷淡，但这些婴儿一旦活跃起来，他们就倾向于适应得很好。

3. 困难的婴儿

他们在吃、睡和一般活动中都不规律。他们是情绪型的。他们对新情境往往有强烈的反应。他们的安全感的形成比较困难。

以上各种气质类型在乳儿期表现得最充分。随着年龄的增长，各种因素都会影响他们，那时表现出的气质特征就比较复杂了。

第二节　乳儿的保育与教育

一、乳儿的保育

乳儿的健康成长，离不开成人的精心呵护。作为抚育者，掌握一些健康保健知识，对于科学地育儿非常重要。

（一）保护好乳儿的五官

乳儿的各种感官正在发育，必须从出生就开始加以保护，使它们免受伤害。

1. 不使感官过分疲劳

乳儿感官使用时要有一定的"度"，否则容易产生疲劳，久而久之，感官的作用就会降低或失灵。如视觉，乳儿出生时的视觉发育尚不完善，眼球较小，屈光系统调节能力差，不论是看远距离还是看近距离的物体，都不能时间过长，并要不断变换位置和方向。若乳儿躺在床上，视力总是接受来自一个方向的刺激（玩具、光线等），时间长了容易引起斜视、降低视力。再如嗅觉，如果乳儿长期处于某一特定气味下生活，空气不清新，时间久了，嗅觉也会因为受到过分刺激而失灵。

2. 避免噪声刺激

声音大于 90 分贝的称为噪声。现在乳儿生活的环境（特别是城市）各种噪声很多，若长期遭受噪声的刺激，就可能发生缓慢性的听觉损害，因此，抚育者应有意识地保护乳儿的听觉器官，尽量让乳儿避开噪声刺激，免受伤害，更不能对着乳儿的耳朵大声喊叫。

3. 注意五官的卫生

乳儿尚没有自我保护的意识，因此，五官的卫生需要抚育者来保护。不用手或不干净的手帕去擦乳儿的眼睛，不用锋利的东西挖乳儿的耳朵。乳儿有自己的碗、杯、勺子，每次吃完食物后，给乳儿喂些白开水漱口。当乳儿鼻腔有分泌物时，不用指甲去挖鼻孔，而应用消毒棉签朝着鼻翼方向清除鼻内分泌物，禁止朝鼻中隔方向清除，以防损伤毛细血管导致出血。经常保护乳儿的皮肤清洁，勤换内衣，勤洗澡。夏季防止乳儿生痱子，防止乳儿皮肤受损或患湿疹。

（二）进行体格锻炼

乳儿需适当进行体格锻炼以增强体质，可接受空气浴、日光浴、水浴的"三浴"锻炼。"三浴"锻炼可以促进乳儿生长发育，使乳儿精神活泼、食欲增加，睡眠安静持久，体魄健壮。

1. 空气浴

空气中的氧和负氧离子，呼吸新鲜空气，对于大脑、呼吸、循环、消化等器官功能均有良好作用，可促进孩子发育成长。冷空气刺激还可以增强乳儿呼吸道抗寒抗病能力和对外界环境的应变力。空气浴可以从乳儿 2 ～ 3 个月开始进行，在气温不低于 20℃ 时，给乳儿脱光暴露在大气之中，开始每日一次，每次 2 ～ 3 分钟，以后逐步增加到 15 ～ 20 分钟。9 ～ 12 个月的乳儿每日可进行两次。一般适宜在饭后 1 小时后进行。夏天可在室外进行。

2. 日光浴

用日光浴的方法锻炼身体较之其他自然条件进行身体锻炼有更好的作用。日光中含有两种光线，一种是红外线，照射到人体以后，可以使全身温暖，血管扩张，增强人体抵抗力；另一种是紫外线，照射到人体皮肤上，可以促进皮肤里的 F 脱氢胆固醇转化成维生素 D，帮助乳儿吸收食物中的钙和磷，调节钙磷代谢，使骨骼长得结实，经过空气浴的乳儿可进行日光浴，这对预防佝偻病有很大作用。

在进行日光浴之前，宜做一次健康检查。满月后就可抱到户外，每日 1 ～ 2 次，全身大部分可暴露在日光中，使胸、背及在右侧均受到照射，但必须避免太阳光直射头部，可为乳儿带上白布帽或草帽。3 ～ 6 个月的乳儿，应以气温不低于 20℃ ～ 23℃ 为宜，持续时间为 2 ～ 10 分钟，以后可延长到 5 ～ 20 分钟。日光浴时，必须注意观察乳儿的情况，一有过热征兆，如脸发红、流汗时，要把孩子带到阴凉处，给水喝并擦洗。

3. 水浴

水浴对肌肉、血管和神经的紧张度以及物质代谢有良好的影响。夏天坚持每天盆浴，冬天隔天盆浴或擦浴。水浴锻炼，主要包括温水浴，凉水洗手、洗脸，温水擦澡，淋浴，冲浴，游泳等，水温开始应从 35℃ 开始，随着时间的推移，水温可降至 26℃ ～ 28℃。训练乳儿游泳，也是施行水浴的方法之一。游泳是孩子的本能，胎儿在体内就生活在羊水里，游泳的动作是在母体内就发展着。可以说，乳儿具有学游泳的天赋。因此，抚育者可经常带乳儿去游泳，这对乳儿身体的发育具有重要的作用。

"三浴"锻炼可以相互结合，可以同时进行两项，也可以同时进行三项，如遇小儿患病，以及大风、炎热等恶劣天气，则应暂时停止"三浴"锻炼。

（三）注意安全

由于乳儿自我保护意识薄弱，加之其对周围事物的探究心理，什么东西都想摸一摸、尝一尝，在这种情况下，保护乳儿的安全就显得尤为重要。

1. 防止乳儿烫伤

给乳儿喂奶、喂水时要先试一下，将奶或水滴于手背上，以不烫为宜。添加的辅食加热后要稍放一会儿，待温凉后喂哺。乳儿盥洗用水也不能太热。此外，要让乳儿远离水瓶、炉子、锅、取暖器等物品，对已经可走动的乳儿，可以让其建立起烫的意识；将稍烫的水杯或热水瓶塞逐渐靠近乳儿的皮肤，使其感觉烫的不适，并加强"烫"这个词，以后再说烫时，乳儿就有了感性认识，自动远离。

2. 防止碰伤、摔伤

7 ～ 8 个月以后的乳儿，由于学会了爬和站立，其活动的范围不断扩大，抚育者要时刻注意他的动向，防止碰伤、摔伤。即使乳儿睡觉时，也不可将其一个人放在没有围栏的床上，以免他翻身滚落到地上。在乳儿活动的范围内不可有硬物和触角，如桌角、床角、柜门的把手等，可用软棉布将其包住，或远离乳儿活动室，防患于未然。

3. 防止异物入口鼻

由于乳儿有用嘴尝物体的习惯，故在乳儿的视线范围内和可触及的地方以及玩具都不能有"危险品"，如纽扣、硬币、回形针等容易被乳儿吞下的东西，笔、勺子、筷子等棍状物也不宜给乳儿玩，以免乳儿放在嘴中玩耍时入口太深，也易误伤眼睛。抚育者在使用剪刀、针、螺丝刀等锐器后要及时收好，随用随收。

4. 防止药物的毒副作用

乳儿患病时，要遵照医生所嘱，慎用药物，如庆大霉素、新霉素、链霉素、卡那霉素等药物，若大剂量使用，可能会导致神经性耳聋。抚育者在用药时，一定要了解药物的性能及毒副作用，掌握好用量，并密切观察，避免滥用药物造成伤害。

（四）坚持母乳喂养，合理添加辅食

母乳是乳儿最好的营养食品，母乳不足可添加一些其他代乳品。随着乳儿月龄的增长和需要量的增多，无论是母乳还是代乳品，都无法完全满足乳儿生长发育的需要。因此，要有步骤地为乳儿补充所接受的辅助食品，以满足其生长发育的需求，保证乳儿的营养，又为日后断奶做好心理上、生理上的准备。过早或过迟补充辅助食品都会影响乳儿的发育，因此为乳儿添加辅助食品需要遵守一些原则。

1. 辅食添加的时间

辅食添加的时间一直以来有不同的说法，但每个婴幼儿的生长发育情况不一样，因此添加辅食的时间也不能一概而论。过去的观点认为婴儿满 4 个月就应该添加辅食，因 4 个月大的婴儿已能分泌一定量淀粉酶，可以消化吸收淀粉。世界卫生组织通过的新的婴儿喂养报告，提倡在前 6 个月纯母乳喂养，6 个月以后在母乳喂养的基础上添加食物，母乳喂养最好坚持到 1 岁以上，以奶类为主，其他食物为辅，这是我们把 1 岁内为婴幼儿添加的食物叫作辅食的原因。

目前我国卫生部也提出建议在婴儿进入第 6 个月后再添加辅助食物。但是具体到每个婴幼儿，该什么时候开始添加辅食，父母应视婴幼儿的健康及生长状况决定，辅食添加时间应按婴幼儿成长需要而非完全由月龄大小来决定。

知识拓展4-3　添加辅食前宝宝会给哪些信号？

1. 宝宝体重是否足够

增加辅食体重需要达到出生时的2倍，至少达到6千克。如果宝宝体重达到了这样的增长标准，就可以考虑给宝宝做辅食添加的准备了。

2. 宝宝是否具有想吃东西的行为

如别人在他旁边吃饭时他会感兴趣，他可能还会来抓勺子，抢筷子。如果宝宝将手或玩具往嘴里塞，说明他对吃饭有了兴趣。这时可以开始学习如何给宝宝做辅食了。

3. 宝宝是否有吃不饱的表现

如宝宝原来能一夜睡到天亮，现在却经常半夜哭闹，或者睡眠时间越来越短。每天母乳喂养次数增加到8～10次或喂配方奶粉1000毫升，但宝宝仍处于饥饿状态，一会儿就哭，一会儿就想吃。当宝宝在6个月前后出现生长加速期时，是开始添加辅食的最佳时机。

4. 伸舌反射是否消退

很多父母都发现刚给宝宝喂辅食时，他常常把刚喂进嘴里的东西吐出来，认为是宝宝不爱吃。其实宝宝这种伸舌头的表现是一种本能的自我保护，称为"伸舌反射"，说明喂辅食还不到时候。伸舌反射一般到4个月前后才会消失。

5. 宝宝尝试吃东西的行为

如果当爸爸妈妈舀起食物放进宝宝嘴里时，他会尝试着舔进嘴里并咽下，显得很高兴、很好吃的样子，说明他对吃东西有兴趣，这时你可以试着给宝宝喂食了。如果宝宝将食物吐出，把头转开或推开你的手，说明宝宝不要吃也不想吃。你一定不能勉强，隔几天再试试。

2. 添加辅助食品的原则

给乳儿添加的辅食，既要根据乳儿的营养需要和消化能力逐月增添，也要根据辅食的供应情况、家庭生活习惯、乳儿食欲情况等不断地调整辅食内容。

（1）辅食添加顺序

辅助食品往往从谷类，尤以大米、面糊或汤开始，可以从添加最不容易引起过敏的婴儿米粉开始。以后逐步添加菜泥、果泥、奶及奶制品、蛋黄、肝沫及肉泥等。

（2）逐步适应，循序渐进

添加辅食每次只能增加一种新食品，试用 3 ~ 4 日，无不良反应后再增加另一种。要循序渐进，不宜同时增加两种食物，否则引起消化不良或出现过敏症状时，往往会分辨不出是哪种食物造成的。添加辅食的过程中遇乳儿患病，可以暂时停止，待乳儿痊愈后再继续添加。

添加某一食品的数量要从少到多，从稀到稠，从软到硬，从淡到浓逐渐增加。按流质—半流质—软质—固体食物的顺序进行。开始总是先给少量的，当乳儿肯吃、消化正常时，再逐渐加量。

（3）因人而异

添加辅食时要考虑乳儿的个体差异。要根据乳儿的月龄、体质、活动情况以及季节等灵活掌握。消化能力强、进食量大的乳儿可以适当增加喂食量。对于辅食添加的品种，可以根据个体对营养的需求，有所偏重，如为了增加能量，可添加淀粉类如米糊、粥、面类等，增加蛋白质可选富含蛋白质的奶类、豆制品、鱼肉和猪肉等，补充铁质，首选肝泥或动物血。

（4）选用小汤匙喂食

择大小合适、质地较软的勺子喂食，可训练其吞咽和咀嚼功能，也可避免将泥糊状食物放入奶瓶吸吮，过度喂养导致肥胖。开始时，只在小勺前面舀上少许食物，轻轻地平伸小勺，放在宝宝的舌尖部位上，然后撤出小勺。要避免小勺进入口腔过深或用勺压宝宝的舌头，这会引起宝宝的反感。

（5）食物清淡，不要喂得过饱

食物不要加任何调味剂（如盐、味精、鸡精、酱油、香油、糖等）。宝宝在 1 岁以内，营养摄入的主要来源仍是奶类。如果辅食喂得过多，宝宝可能会自动减少奶量的摄入。

（五）乳儿常见疾病及其预防

1. 佝偻病

当乳儿体内缺乏维生素 D 时，会发生维生素 D 缺乏性佝偻病。患佝偻病的乳儿早期可能有睡眠不安、多哭闹、容易惊醒、多汗等症状。由于酸性汗液刺激皮肤，乳儿头部来回摆动摩擦枕部，头后形成一圈脱发及枕秃。较严重的佝偻病可出现颅骨软化，用手指按压有如乒乓球的感觉，以后逐渐出现方颅、肋骨外翻、"O"形及"V"形腿，有的还可能出现脊柱弯曲等症状。这样的孩子说话、走路以及乳牙萌出都比正常的孩子要晚。

预防佝偻病的方法首先是给孩子多晒太阳，坚持户外运动，即使是冬天也要接触阳光，冬天中午前后阳光充足，户外活动时应让乳儿露出四肢；夏天则应在阴凉处，避免晒伤。注意不要让乳儿隔着玻璃晒太阳，因为玻璃可以阻挡紫外线。添加鱼肝油，从1滴开始逐渐增加到6滴，也可食用强化维生素D的牛奶。已患有佝偻病的乳儿应遵医嘱使用维生素D制剂和补充钙剂。

2. 肺炎

肺炎是乳儿期重要的常见病，四季均可发病，以急性肺炎多见，可能是原发性疾病，也可能由上呼吸道炎、支气管炎向下蔓延所致。它多表现为发热、咳嗽、呼吸困难，吃奶不好，烦躁不安，鼻翼煽动，口周发青，可配合X线检查以便早期确诊。轻度肺炎治疗效果好，一般用抗生素7～10天基本上就痊愈了，也可配合中药治疗。对危重病儿有严重缺氧、心功能不全、中毒性脑病以及水电解质紊乱者要住院及时采取相应治疗，明确原因，对症下药。

3. 缺铁性贫血

缺铁性贫血是由于体内贮存铁缺乏导致血红蛋白合成减少而引起的一种低色素小细胞贫血。患儿常表现为口唇、口腔黏膜、甲床、手掌、足底苍白等。对缺铁性贫血，最重要的是预防，尤其要做好乳儿的合理喂养，如乳儿应在4个月左右逐步开始添加含铁多的食物，如蛋黄、猪肝泥、肉泥、菜泥等。乳儿还应该定期进行健康检查。

4. 蛋白质营养不良

乳儿喂养不当，可发生蛋白质缺乏症，从而影响乳儿的生长发育，甚至影响神经系统的发育。这种对神经系统的影响是永久的和不可逆的，将不同程度地影响智力的发展。轻度的营养不良较常见，多由于喂养不当、膳食不合理和慢性疾病引起。最初表现为体重不增或减轻，皮下脂肪减少，逐渐消瘦，体格生长减慢，直至停顿。

预防营养不良的主要方法是普及科学育儿知识，强调合理喂养、平衡饮食的重要性。保证餐桌食物品种多样，能引起乳儿食欲，选择适合患儿消化能力和符合营养需要的食物，尽可能选择高蛋白、高热能的食物，如乳制品、动物食品（蛋、鱼、肉、禽）、豆制品、新鲜蔬菜及水果。

二、乳儿的教育

根据乳儿的身心发展特点，未满周岁的乳儿其教育重在感觉器官的训练、动作的训练、言语的训练和社会适应性的教养等方面。

（一）感觉器官的训练

乳儿对周围生活环境的认识和了解，是运用自己的各种感官，通过听、看、触摸、品尝等来获得信息并储存到大脑中。

1. 视觉训练

根据乳儿的视觉特点，常用的训练方法如下：可在乳儿床头上方、两侧及周围悬挂一些色彩鲜艳的玩具，当乳儿睡醒时，用鲜艳的玩具逗他，训练乳儿眼睛的灵活性。当乳儿吃饱睡足以后，带乳儿到另一个房间或户外走走看看，扩大乳儿的眼界。视觉训练时不要让乳儿长时间注视近处的东西，以免产生"对眼"的毛病；要注意经常改变乳儿躺的方向，改变悬挂玩具的种类，以引起乳儿注视的兴趣；不仅要让乳儿看静物，也要让乳儿看活动的动物，如螃蟹、蜗牛的爬行，小猫走路等。先训练乳儿看单一颜色（如红、黄、蓝）后，再让乳儿看不太复杂的混合色（如紫色、橘黄色）和不同的色度（如粉红、大红、深红）。

 知识拓展 4-4　开灯睡觉会影响孩子视力

医学研究表明，婴儿睡眠时不关灯，会增加孩子患近视眼的可能性。国外医学研究人员发现，睡在灯光下的两岁以下的婴儿，与睡在黑暗中的婴儿相比，近视发病率要高出 4 倍。睡在黑暗中的孩子患近视的只占 10%；夜间睡在照明灯光下的患近视的占 34%；睡在室内较强光照明灯下的孩子，患近视的占 55%。有关专家指出：婴儿在出生后头两年，是眼睛和焦距调节功能发育的关键阶段，光明与黑暗的时间多少，可能会影响幼儿视力的发育，行为抚育者应慎重对待。

2. 听觉训练

对乳儿进行听觉训练的方法主要有以下几种：一是音乐熏陶。当乳儿出生后，抚育者可以放音乐给他听。那些抒情、悠扬的乐曲可以反复播放，每天两次，每次5～10分钟。4个月以后播放的时间可适当延长。音量比成年人在室内说话的声音稍大一些即可。二是与乳儿说话。利用一切机会跟乳儿说话，无论是哺乳、换尿布，还是乳儿醒着独自躺在床上，成人都可以跟其交谈。叫叫乳儿的名字，说说正在干的事情，教认眼前的玩具等，乳儿会静心地去听。三是给乳儿提供听各种声音的机会。带乳儿一起去倾听大自然中发出的各种声音，如树叶沙沙的声音、小溪潺潺的流响、小鸟婉转的歌唱，以及风声、雨声、雷声等。也可以让乳儿听听各种小动物的叫声、钟表的嘀嗒声等，这些都是训练乳儿听觉的有效的方法。

3. 嗅觉和味觉训练

对嗅觉、味觉的训练，主要是让乳儿对各种气味、味道的鉴别能力和适应能力。嗅觉的训练方法主要是：父母可以用各种有味的食物让乳儿嗅闻，同时告诉乳儿香、臭……味觉的训练方法主要是：父母拿食物给孩子嗅和尝，让乳儿跟着父母说：香、臭、甜、苦、咸等。

4. 触觉训练

乳儿很喜欢抚育者去抚摸他，亲亲他，抱抱他，喜欢皮肤与皮肤的接触。抚育者应尽可能多地给予刺激。如换尿布时摸摸乳儿的屁股，洗澡和换衣服时更要多摸摸他，他会搞笑地手舞足蹈并报以微笑。3个月的乳儿，喜欢抓、摸、感受，用手去摆弄东西，想探索物体的软硬、粗细、干湿等，因此应给乳儿机会去发展其触觉。对半岁左右的乳儿，可以用不同材质的碎布缝成长40厘米左右的正方形垫子（里面塞上海绵），让乳儿去抓、摸，感受不同的刺激。稍大一些，可提供玩具的种类就更多，要让其充分去感知，无毒、无味、无棱角、不易咽下的东西都可以作为乳儿的玩具，让其去抓、捏、摸，从而发展乳儿的触觉，促进乳儿脑的发育。

5. 综合感官训练

乳儿在认识周围事物的时候，并不是孤立地运用视觉、听觉和味觉，而是运用多种感官综合地形成对某一事物的整体认识。抚育者在训练其感官时，也要把看、听、摸等联系起来。如提供一种新玩具，抚育者先拿出来让乳儿看，告诉他这是什么玩具，动一动能发出声响，并操作给他看，然后让他自己去摸一摸，摇一摇，敲一敲，经过反复摆弄，在乳儿脑中留下对这一物体的印象。

（二）动作的训练

乳儿的动作发展是从头到脚，从粗大到精细逐渐发展起来的。动作发展过程中，抚育者需要以不同的方式训练乳儿，以促进其动作发展。

1. 大肌肉动作的训练

对乳儿来说，首先要训练的是颈部，让其先学会俯卧抬头，扩展视野。继续沿用辅助新生儿的方法：在两次喂奶间隙，让其俯卧在床上，两手放在头两侧，大人用手指、玩具或其他物体从婴儿的视野中移过，用语言进行引导，如"宝宝，抬抬头，抬抬头"，鼓励他转动头部，让他的眼睛和头部追随大人的动作。每次练习的时间不要太长，一天做 1 ～ 2 次，每次练习后要让乳儿仰卧休息。

到了 3 个月左右，乳儿脖子就比较有力了。3 个月以后的乳儿，可帮助其学习翻身。当乳儿仰卧时，将其左腿放在右腿上，成人右手拿着玩具在其右侧逗引，左手托住腰部，帮助乳儿翻身至俯卧姿势，片刻后再翻回至仰卧姿势。当乳儿掌握了这个技巧，能够抬起一条腿往另一条腿上放时，就可让其自己完成此动作。

4 个月的乳儿，腰部力量很弱，坐不稳，只要成人一松手，就会倒向一侧。为了锻炼乳儿的腰腹和肌肉，可让乳儿仰卧在床上，成人一只手放在乳儿的背后，一只手按着他的腿，帮助乳儿坐起；以后可以拉住乳儿的双手让其借助成人的力量坐起来再躺下。

到了 6 个月，练习独坐。可以用枕头垫着乳儿的背部使其靠坐起来，也可以让他的两手一起握住大人的拇指，大人紧握乳儿的手腕，另一只手扶头部坐起，再让他躺下，恢复原位。经过锻炼，乳儿就能独坐片刻。

7 个月，练习不用支撑能够独坐，让乳儿坐在硬床上，大人不给支撑训练其独坐，锻炼宝贝的颈、背、腰的肌肉力量。

8 个月，训练宝贝爬行。爬是乳儿最喜欢的运动，也是乳儿独立移动身体的开始。乳儿学习爬开始是匍行，从依靠腹部爬行，逐渐到依靠四肢爬行。可以让乳儿俯卧在床上，用喜欢的玩具在前逗引，乳儿会不停地用手去拿，成人可以用手推着他的脚底，帮助他往前匍行。当乳儿学会匍行后，成人可以用宽皮带或毛巾放在他的腹下帮助乳儿抬起腹部，练习手膝并用爬行。

10个月，训练乳儿站立，可以扶着婴儿床的栏杆或妈妈用手扶住乳儿的腋下轻轻放手让宝宝寻找平衡感。

11～12个月，练习走路，可以用学步带，也可以由父母搀扶着走。

 知识拓展4-5 学爬益处多

爬，是人类个体发育过程中必经的重要环节。在所有动作发育中，爬行对身体发育和心理发育都有重要意义。

乳儿爬行时，需要俯卧抬头、翻身、撑手、屈膝、抬胸、收腹等动作的协调运动才能完成，可以说爬是全身性运动。除了大肌肉群参与外，爬行时，必须手脚支撑身体前进，因而四肢的小肌肉群也得到了锻炼和发展，为日后精细动作的进一步发展提供了条件。乳儿期是大脑与小脑迅速发育期，爬行促进了身体平衡运动的发展。

爬行扩大了乳儿的活动空间，使乳儿接触事物、接受刺激的次数和数量大大增加，比坐时视野更大。通过爬寻找玩具，乳儿慢慢地意识到虽然东西看不见，但仍然存在，还可以寻找到它。爬使乳儿的感知意向、定向的推理、寻找目标等活动得以发展。

2. 精细动作训练

精细动作是锻炼手的精细动作以及手眼协调能力，如抓放、手指对捏、模仿画画、剪贴、折叠、书写等。手部精细动作的健全发展，可以使宝宝认识事物的各种属性及彼此间的联系，促进其知觉的完整性与具体形象思维的发展，并且为宝宝以后吃饭、握笔写字、使用工具等行为打下基础。乳儿精细动作的训练如下。

1个月：不要给宝宝带手套，让他能自由地挥动拳头，看自己的手，玩自己的手。

2个月：经常刺激宝宝手心，促进抓握反射；让宝宝触摸一些不同质地的玩具，促进宝宝感知觉发展。

3个月：拿一些颜色鲜艳、能够发出悦耳声音的玩具给宝宝看，激起他产生抓握玩要玩具的兴趣；把玩具放到宝宝手里，让宝宝去抓握。

4个月：摆几种能吸引宝宝的玩具，如玩具娃娃、拨浪鼓，让他练习主动抓握。

玩具可以从大到小，反复练习。如果宝宝抓不准，可以帮他把玩具移到准确的方位；一人抱着宝宝，另一人拿玩具放在约 1 米远处逗他，看宝宝是否会伸手去拿，如果不伸手，则引导他去触摸、摆弄这些玩具，为以后的伸手抓握训练打下基础。

5 个月：在宝宝面前悬挂一些颜色鲜艳的玩具，让宝宝去抓握。开始放在宝宝一伸手就能抓到的地方，然后慢慢移到远一点的地方。可以时常更换不同质地的玩具，使宝宝在抓、摸过程中接受不同刺激。每次的训练时间不宜过长。

6 个月：教宝宝撕纸，培养他的手眼协调能力，锻炼手的精细动作；有意连续向某只手传递玩具或食物，大人示范将手中的东西从一只手传到另一只手，让宝宝反复练习，学会"倒手"；继续训练宝宝够取小物体，物体从大到小，从近到远。

6 个月后：如果宝宝扔玩具，大人可以拾起来给他继续玩，让他积极地探索；让宝宝练习用拇指配合其他手指抓起积木；训练宝宝用一只手的玩具对击另一只手的玩具，发出声音时，给予奖励，这样能促进手—眼—耳—脑感知觉能力的发展。

9 个月：精细动作进一步复杂化，最大的进步是宝宝能用拇指和食指对捏拿起小的物品，如黄豆、花生米等，这种对捏的动作难度很高，标志着大脑的发展水平的提高。

10 个月：宝宝拇指、食指的动作已经相当熟练，学会了自己松手放下东西，能主动放下手中的东西，选择其他物品。

11 ～ 12 个月：宝宝能够把小球放入盒子中。能拿笔涂鸦。并能几页几页地翻开书本。

（三）言语的训练

0 ～ 1 岁是培养宝宝语言表达能力的重要时期。1 岁以内的乳儿，虽然不能用语言与人进行交往，但早就能够表现出在成人讲话时安静地倾听，在情绪状态良好时咿呀学语，为掌握语言做好积极的准备。那么，根据宝宝言语发展的不同阶段，采取哪些策略来促进 0 ～ 1 岁乳儿语言的发展呢？

1. 简单音节阶段的言语训练

（1）用多种语音和声音来刺激乳儿

乳儿感受语言的最初能力是听力，发音是学习说话的基础，从语言发展的规律看，声音的训练有听音和发音两方面。家长应提供优质的发声玩具或能发出嘀嗒、叮咚声的物品，每天和孩子一起玩耍，让其听不同的声音，提高听觉的敏感性。

（2）多抚摸、拥抱乳儿，并和乳儿进行面对面的语言交流

成人在照料孩子生活时一定要伴随语言，虽然孩子刚出生，不会说话，但是孩子会"听"。语言的学习从"听"开始，因此成人在照料乳儿时，要多与孩子说话，切忌"大眼瞪小眼，相对默默无言"。经常地"说"有助于孩子理解发生在他身上的行为，熟悉人类语言的语音、语调、语义，给孩子做语言的铺垫和积累。如妈妈喂奶时说"宝宝，妈妈来抱你了，吃奶了"，换尿布时说"宝宝尿湿了，妈妈给宝宝换尿布了，好舒服呀！""现在洗澡了，妈妈帮宝宝脱衣服了，先左手，再右手，到水里去喽！"

（3）开展一些听音和发音的游戏

当乳儿无意识地发出音节时，成人开心地呼唤孩子的名字，并摸摸孩子的脸蛋，这是对孩子发音的鼓励。通过反复强化，孩子就会更加喜欢"说话"。

2. 连续语音阶段的言语训练

（1）继续坚持用语言刺激孩子

成人要多用孩子的原始发音与孩子说话，如"啊""噢呜""嗯咕"等，最能引起乳儿的共鸣与反应，当孩子情绪好时，这是很好的可以反复强化的发音练习。父母要与孩子面对面地交流并模仿孩子的语音，乳儿在听到父母的声音时，会注意看父母的嘴巴，能及时地对自己的发音进行调整，跟着成人模仿发音。

（2）用动作、实物配合法，建立语音和实体之间的联系

父母要结合家庭的日常生活，指导孩子建立语言和自身行动的有机联系。如示范摆手时，说"再见"；穿衣时，边讲述穿衣的过程，边要求孩子配合成人的动作，如"伸出手""抬起脚"等；帮助孩子建立对外界事物形象和词之间的联系，如一边和孩子接触周围环境中的人和物体，一边和孩子说："这是爸爸""这是灯"。久而久之，当父母说出人和物的名称时，孩子就会用手或眼指向人和物。

（3）和乳儿进行亲子阅读活动，初步形成良好的阅读习惯

父母要选择那些适合此阶段乳儿阅读的绘本进行亲子共读，边读边讲边指给孩子看，尽量用简单的、重复的、乳儿能够理解的语言进行。每天睡前要留有一定的阅读时间，初步形成良好的习惯。

3. 言语模仿阶段的言语训练

（1）丰富乳儿的生活内容，提供丰富的语言环境

幼儿语言发展是通过模仿获得的。因此对于刚刚开始学说话的幼儿，一定要扩大他的生活圈，让他接触不同的人、不同的生活场景，向他指认他所接触到的各种事物，在不断重复中建立并强化语言和事物的联系。

（2）鼓励乳儿掌握新的语音，并反复进行强化练习

9～12个月的乳儿开始有了模仿语言的能力，母亲张大嘴说"啊"，乳儿也跟随母亲张大嘴"啊"，这是有意识的发音，实际上是学习说话的开始。这段时期和孩子说话是相当重要的，成人能发的音孩子基本上都能模仿，不要以为孩子听不懂，其实他们一直在有意无意地感知声音、积累发音的经验。

（3）在活动中伴随着语言刺激，让乳儿学说话

父母带宝宝去超市，可以教宝宝认识各种水果和其他日常用品的名称；宝宝要拿桌子上的橘子时，妈妈说："宝宝要拿桌上的橘子吗？来，妈妈帮助你。"妈妈拿来一个小板凳，让宝宝站上去，宝宝伸手拿到了橘子，妈妈对宝宝说"宝宝拿到了橘子，高兴吗？"对于刚刚开始说话的乳儿，要给他创造一个轻松的语言环境，给予正规清晰的语言输入，不要太看重乳儿说多少，因为很多情况下他是在吸收，在积累。父母要制造说话的机会，鼓励乳儿用简单的语句说出自己的需求。另外，在乳儿学说话的早期，父母在和他交流时，一定要以他的兴趣为中心，放慢说话的速度，和他保持步调一致，让他有机会多说话。

（四）社会适应性的教养

1. 让乳儿微笑

当乳儿吃饱睡足之后，躺在成人温暖的怀抱里，与成人皮肤的接触、目光的注视以及温柔的话语，都会使乳儿产生积极的情绪、微笑或手舞足蹈，这些反应正是乳儿与成人交往的行为表现。当乳儿脸上出现笑的样子时，成人要及时露出笑的表情，成人的笑又会进一步激起乳儿的笑，如此反复循环，乳儿就会记住笑这个行为，掌握笑的概念，同时跟成人更加亲密。这种积极的情绪，有利于人与人之间良好关系的发展。

2. 满足乳儿需求

每个乳儿都需要别人与他玩耍、讲话，对他微笑、抱他、亲他、抚摸他，这种

爱会使他茁壮成长，日后成为一个热爱他人并能享受人生的人。一个没有得到过任何爱的乳儿，很难想象长大后他会去热爱生命，热爱周围的一切。尽可能地满足乳儿的心理需求，减少情绪的挫折与阻碍。当乳儿哭闹时，得到了适当的满足，他就会有一种强烈的安全感。

3. 让乳儿多与人交往

在正常情况下，抚育者每天都要争取一定的时间和乳儿交往，与他说话、做游戏。5～6个月的乳儿，开始怕生，看见陌生人会躲避，甚至哭，表现出内心的焦虑和害怕，没有安全感。为防止怕生，应早些带乳儿出去玩，扩大眼界，跟小朋友交往。如果抚育者整天将他放在家里，或只与有限的几个人交往，那么会导致乳儿的社会交往能力不强，产生依赖心理，影响健全的性格形成。

4. 培养乳儿良好的行为习惯

乳儿行为习惯的养成是一个逐渐积累和发展的过程，应从小进行培养。如培养乳儿礼貌待人的品格，遇到熟悉的人，教乳儿打招呼；家里来了客人，教乳儿拍手欢迎；有人给乳儿东西，教乳儿拱手谢谢；客人走了，教乳儿挥手再见等。

此外，对乳儿的行为要有明确的态度。如乳儿对周围的物品喜欢摸一摸、瞧一瞧、尝一尝，这种行为表现，若是成人同意，则用温柔的语言、和蔼的态度对待他；若是有些行为可能会出现危险，成人要语气严肃，板起面孔，向他摆摆手，告诉他不可以。乳儿在看了成人的态度和表情后，会自动停下来，克制自己的行为。否则，乳儿一旦养成了坏习惯，想改正就非常困难了。

本章思考与实训

一、思考题

1. 简述乳儿牙齿的生长特点。
2. 简述乳儿的生理特点。
3. 简述如何保护乳儿的五官？
4. 简述对乳儿实施"三浴"锻炼的要点及注意事项。
5. 分析乳儿感官训练的内容及策略。
6. 简述乳儿动作训练的内容。

7. 如何对乳儿实施言语教育？

8. 举例说明如何对乳儿实施社会适应性教育？

二、案例分析

佳佳6个月大了，因为爸爸妈妈平时上班都比较忙，所以平时都是爷爷奶奶带她，爸爸妈妈只有下班回家才带。她现在只让爷爷奶奶抱，爸爸妈妈一抱就会哭，有时候家里来了客人想抱一下也会哭。

问题：请你分析佳佳出现以上行为的原因，并提出相应的策略。

第五章

婴儿的保育与教育

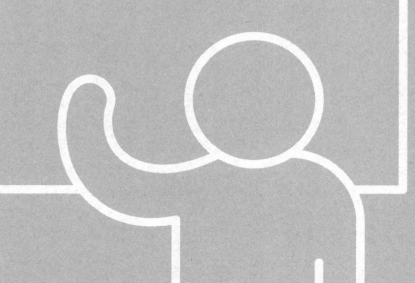

引入案例

小豆已经 20 个月大了。早晨小豆拉着玩具车在客厅走来跑去，还模仿车辆和动物的声音，偶尔还要飞奔几步，奶奶一直追在身后。上午出去散步，看到社区中的健身器材，每个都要摸摸，趁奶奶一不留神的工夫就可以爬得很高。如果外出带了小皮球，他还会把小皮球一次次扔远，再一次次捡回来，非常喜欢玩这种反复的游戏。看到小狗时，小豆会说"汪汪"。吃午餐的时候，小豆从大人手里抢过小勺子就往嘴里送饭，地上落了许多米粒，但拒绝被大人喂食。看到妈妈包饺子，自己也非要拿一块面团揉捏。小豆偶尔也是小画家，喜欢学爸爸拿笔的样子，拿着蜡笔在家里到处乱画。

问题：小豆的父母一直都不明白，为什么这个孩子能从早到晚不停地"动"，难道是有"多动症"吗？

本章学习目标

1. 了解婴儿身体生长发育。
2. 掌握婴儿心理发展的规律。
3. 领会婴儿保育的内容。
4. 理解婴儿教育的特殊性。

第一节 婴儿的生长发育及心理特点

出生后 13 个月至 36 个月的孩子称为婴儿，此时期可称作幼儿前期或"先学前期"。此时期是孩子生长发育的又一个重要时期。此期孩子动作有了进一步的发展，开始能够独立行走，活动范围增大，接触社会事物增多，能够理解和运用简单的语言来表达自己的意思和愿望，开始爱提问，形成了自我意识，情绪复杂了，有些不听话了，有人把这一年龄阶段称作儿童心理发展过程中的"第一反抗期"。

一、婴儿的生长发育

婴儿期孩子的身高、体重稳步增长，但生长发育速度较乳儿期减慢。语言、思维和社会交往能力的发育日渐加快，自主性和独立性不断加强。2岁之后，婴儿会自如地走、跑、跳，还能攀登小梯子、上下楼梯、横走后退，越过障碍等。

（一）身体的生长发育

1. 体格生长

与1岁以内乳儿相比，婴儿的身长和体重的增长速度有所减慢。1～2岁内全年身高增长约10厘米。2岁以后更慢，平均每年增长5厘米左右。婴儿期体重的增加1～2岁全年约增加3千克，2～3岁全年增长约2千克，因此2岁婴儿的体重为10～12千克，3岁婴儿的体重为12～14千克。

一般来讲可根据以下公式来粗略推断身高体重：

1～10岁身高（厘米）＝年龄（岁）×7+70

1～6岁体重（千克）＝年龄（岁）×2+8

1～3岁婴儿的体型仍为躯干部较长，下肢相对短。由于孩子能独立行走，活动量增加，从外表看，1岁后的婴儿不如从前那么胖了，这是正常现象。

拓展阅读

2. 头围与胸围

头围生后第1年全年约增长13厘米，第2年约增长2厘米，第3年约增长1厘米，第2年与第3年共增加约3厘米，婴儿期是脑发育最快的时期。

婴儿头颅的发育与其他部位相比，处于领先地位。1～3岁头围全年增长2厘米，3岁时头围约49厘米；以后直到15岁，仅增4～5厘米，达到成人的头围。出生时新生儿的胸围比头围小1～2厘米；1岁左右婴儿的胸围赶上头围；1～12岁胸围超过头围。

 实践训练 5-1

静坐在一个让你舒服的地方：操场、儿童看护机构、公园游乐场等，观察那里的孩子，根据孩子的外形和运动行为发展能力去判断孩子的年龄。然后问问孩子的父母他（她）的实际年龄，继续观察并增进你在这方面的能力。

3. 牙齿

牙齿的发育可以反映骨骼的发育情况。1 岁时婴儿应出 6 ～ 8 颗乳牙；1 岁半到 2 岁时，上下已各长出 8 颗乳牙；2 岁半时 20 颗乳牙会全部出齐，这时的牙齿可能长得高低不平或歪斜，但大部分以后能自然长正；2 岁半到 3 岁前后，正是龋齿发生的时期，应引起高度关注。

（二）动作发展

这一阶段，孩子不但学会自由地行走、跑、跳、上下台阶等动作，运动的技巧和难度也有进一步的提高。

1. 大动作的发展

1 岁左右孩子进入学步期，学会走路是 1 ～ 2 岁婴儿的主要成就。13 ～ 14 个月能独立行走，但走不稳，两下肢呈分开姿势，基底很宽，每步的距离、大小、方向不一致，肩部外展，肘弯曲。15 ～ 17 个月能蹲着玩，可以捡拾掉到地上的东西不摔倒，扶栏杆上楼梯（每个台阶需先后用两只脚去踏），绕物体转弯时还不灵活。1 岁半 ～ 2 岁会倒退着走，用脚尖走几步。2 岁左右步态平稳，但仍需要眼的协调，能拉大人的手上下楼梯，能奔跑自如，在奔跑过程中可以拐弯。2 岁 ～ 2 岁半会踢球、会双脚离地跳，双脚交替上楼梯；2 岁半 ～ 3 岁双脚交替下楼，单脚站 10 秒，开始用独脚向前连续跳 1 ～ 3 步，会骑小三轮车。

2. 精细动作的发展

过了 1 周岁，孩子手眼活动从不协调到协调，逐渐灵活，双手的动作也越来越复杂。13 ～ 14 个月孩子会把小东西装进小瓶，用笔在纸上乱涂；15 ～ 17 个月能叠 2 块方积木或棋子，会翻页，用蜡笔乱画；1 岁半 ～ 2 岁会有目标地扔皮球，手的动作更准确，把瓶里的水倒入碗内，学着画垂直线和圆圈；2 岁 ～ 2 岁半会用 6 块积木或棋子搭高楼，学画圆形；2 岁半 ～ 3 岁举手过肩扔球，能系扣、折纸、穿珠子，学画十字。

 实践训练 5-2

去一家玩具店，并评估其现有的玩具对促进儿童大肌肉动作和精细动作发展的作用。记下这些玩具的价格和包装盒上表明的适用年龄范围。选出这些玩具材料中你认为有价值的玩具有哪些，并给出你的理由。

二、婴儿的心理特点

1～3岁是真正形成人心理特点的时期，儿童在这时期开始说话，出现表象思维和想象等人特有的心理活动，有了自我意识，开始形成人的全部心理机能。

（一）感知觉的发展

1. 感觉

2～3岁的婴儿已能辨认红、黄、蓝、绿等几种基本颜色，但对混合色（如紫色、橙色）以及色度不同的颜色（如大红、粉红）还不能完全正确地进行辨认。随着与外界事物接触的增多，开始比较准确辨别物体的不同属性，如软硬、冷热等。

能辨别词的声调，2岁左右能跟随琴声做有节奏的动作。

2. 知觉

开始产生最初步的空间知觉和时间知觉，如辨别物体的大小、远近等。3岁末已能辨别物体远近、上下，但还不能很好地辨别前后、左右。3岁时已能知觉早上、晚上并能正确使用与生活密切相关的时间概念，例如，知道"现在"和"等一会儿"，"马上"和"很久"等概念的区别。当然，空间和时间是比较抽象的概念，要真正掌握还不可能，还会发生错误，表现在乱用"今天""明天""后天"，分明是很久以前的事情也会说成"昨天"或"刚才"。

（二）语言的发展

1～3岁是儿童语言真正形成的时期。下面我们分为1～1.5岁和1.5～3岁两个时期来讨论。

1. 单词句时期（1～1.5岁）

这个时期儿童语言的特点如下。

（1）单音重复，开始说出有意义的词。如说"妈妈""爸爸""抱抱"等。

（2）一词多义，开始用一两个词来代表一个句子。如说"球"表示"我要球"，说"抱"表示"要妈妈抱"，说"椅"这个词，可以表示"拿椅子来""请客人坐椅子上""哥哥拿走了他的椅子"。

（3）以音代物。例如，叫汽车为"bei—bei"（呗—呗），叫小铃铛为"ling—ling"（铃—铃）。

（4）词的内容限于与儿童日常生活有关的事物，而且多数是名词。

（5）能听懂很多词，能按照要求做出相应的动作或指出熟悉的人或玩具，能理解被告知不要做的事情。

2. 多词句时期（1.5～3岁）

这个时期可以说是儿童语言发展的一个跃进阶段，它是儿童学说话的积极性高涨的时期。在这个阶段内，随着儿童理解言语能力的发展，儿童的语言表达能力也逐渐发展起来，语言结构也更加复杂化。这些都为儿童心理的进一步发展提供了重要的条件。这个时期语言的主要特点如下。

（1）随着儿童掌握词汇的数量增多，开始出现了多词句。每个句子一般包括2～3个或3～4个词。如"妈妈鞋""娃娃坐""爸爸上班""妈妈再见"等。

（2）儿童不仅能说一些简单句，而且出现了复合句。但这个阶段的复合句只是两个简单句的组合，还不会使用连接词。如"爸爸睡觉了""不要你，我自己睡"等。这个时期的儿童特别喜欢和成人说话，喜欢听简单的故事和朗读儿歌。

（3）语言的概括作用明显地发展起来。两三岁儿童对"猫"一词的认识，已不只是代表家里的那只猫，而且还代表着他曾经见到过的各色各样的猫。

（4）2～3岁时喜欢和大人交谈，喜欢听大人讲简短童话、故事、儿歌，并能记住它们的内容；能按照大人言语的指示来调节自己的行为，例如，对大人说"好""可以"的行为进行重复，对大人说"不"的行为进行抵制。

（5）2岁半会用5～10个动词，如"吃""喝""去"等；会使用代词如"我""你""他""这""那"；开始出现一定数量的简单修饰语，如"两个婴儿玩积木""我要大葡萄"。3岁开始使用较复杂的修饰语，如"的"字句、"把"字句以及较复杂的时间、空间状语句，"我家住在很远很远的地方"；开始使用少数连词，如"还""也""又"等；到3岁时，语汇量已达1000个左右。

（三）注意与记忆的发展

1岁前儿童的注意属于无意注意。1岁左右出现有意注意，1岁多的儿童对有兴趣的书、画报能独自翻阅10分钟左右，对有兴趣的电视和电影也能连续观看半小时至1小时。但这种处于萌芽阶段的有意注意，是极不稳定的。2岁左右的婴儿，由于活动能力的增长，生活范围的扩大，婴儿开始对周围更多的事物产生兴趣。且有意注意有所发展，注意时间延长，逐渐能按照家长提出的要求完成一些简单的任务。3岁左右的婴儿开始对周围新鲜事物表现出更多的兴趣,注意的时间进一步延长,能集中15～20分钟的时间来做一件事,有意注意进一步发展,但还是以无意注意为主。

婴儿的记忆主要以无意记忆、形象记忆为主,记忆带有很大的随意性,没有目的和意图,凡是感兴趣的、印象鲜明的事物,婴儿就容易记住。记忆内容在头脑中保留时间较短,研究表明,婴儿见过的事物重新出现在眼前时,1岁以内的婴儿只能认得几天前的事物;2岁左右的婴儿只认得几个星期以前的事物;3岁左右的婴儿可以认得几个月以前的事物。记忆活动很容易受情绪的影响而出现差异,婴儿心情愉快则记忆效果良好,心情沮丧则有可能什么都记不住。1岁后的婴儿记忆的范围扩大了,而且出现了再现。1岁儿童还没有再现能力,2岁能再现几天前的事物,3岁时延长到几个星期。

(四)思维与想象的发展

1. 思维

1～3岁婴儿思维出现了最初的概括和推理,但思维仍比较具体,具有直觉行动性,需依赖一定的动作。这时候动作表现出一定的目的性,如家长将孩子喜欢的玩具放在毛毯上,孩子够不着,但孩子偶尔会拉动毛毯拿到玩具。孩子依赖拉毛毯这一动作达到了目的,他们学会运用身体和外部的动作寻找解决问题的途径。离了当前的物体,停止了直接动作,便无法进行思维。因而他们不能计划自己的动作,预计动作的后果,只能从事物的外表上进行概括。

1岁左右的孩子概念比较模糊,如果你拿玩具车教他学说"车",他只认为玩具车才是车而其他车则不是车。孩子2岁以后能够按照物体的一些比较稳定的主要特征进行概括,认识到不同形状、颜色的车都是车,思维活动出现了最初的概括特点。

另外,孩子也能运用一些象征性符号进行思维。用一些物体代替其他一些物体,尤其在孩子的"扮家家"游戏中这一特点更为明显。孩子有时会把布娃娃当作自己,把自己当作妈妈,模仿妈妈照顾他的方式来照料布娃娃。这一阶段也通过词语来进行一些思维活动,但还不能认识到事物的本质特征。

2. 想象

1～2岁婴儿已有最低级的想象力,想象的内容简单贫乏。在1岁8个月左右时,婴儿的想象主要表现为简单的表象迁移。主要有两种方式:一种方式是依靠事物外表的相似性而把事物的形象联系在一起，如圆圆的饼干像太阳；另一种方式是将日常生活中的行为和表现迁移到游戏中去，如给玩具娃娃喂饭饭。想象几乎是对记忆表现的"搬家"，几乎没有再加工的痕迹。

2岁左右时，婴儿的想象有了较大改变：可以用想象替代缺乏的游戏材料，如看图画书时，发现画有草莓的图案，就假装拿来吃到嘴里，然后说"草莓真好吃"。进入2岁后，还给同样的东西在不同场合赋予了不同的功能，这期间主要借助言语去理解更多的事物，并与成人进行交流，例如，把小杯子放在水盆里当作小船，放在头顶当作小帽子，自己扮演妈妈，并拿着小杯子给玩具兔喂水喝。

从2岁半开始做象征性游戏，婴儿在游戏中的想象更加丰富，但还局限在具体的形象中，以生活中的一物代替另一物，做简单的代替，游戏中没有过更多的想象情节。

（五）情感和社会性发展

1. 情感

1岁以后认知能力的提高使幼儿的情绪反应更有情境针对性，社会情绪增多，逐渐开始产生自豪、羞愧、焦虑等较为复杂的情绪，婴儿复杂情绪表情如图5-1所示。例如，婴儿得到称赞会高兴，受到责备会伤心，到陌生环境会表现出焦虑。1～2岁的婴儿语言发展尚未成熟，无法用丰富的语言来表达内心的愿望，常用发脾气和大哭来发泄。2岁以后随着语言的发育，开始用语言发泄情绪。随着想象力和思维能力的发展，1岁半～2岁的婴儿开始害怕黑暗、某物等，这些害怕、恐惧情绪的发生与成人的不当教育有关。2～3岁的婴儿对亲人有强烈的情感依恋，与亲人分离时，会用哭来表达情绪，情绪外露，而且容易受环境影响，如一个孩子哭了，常会引起周围的孩子跟着哭泣。

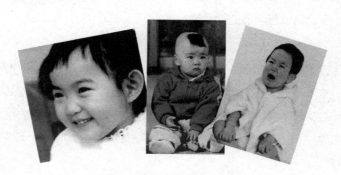

图5-1 婴儿复杂的情绪表情

2．社会性

1岁以后，婴儿有了自我意识，知道自己的名字，能用自己的名字称呼自己，2岁左右时，会说"我""你"代词，能把自己作为主体来认识，从自己称呼自己的名字变为称自己为"我"，是自我意识发展的一个重要标志。

2～3岁幼儿把自己与外界、他人分开，喜欢与同龄伙伴和熟悉的成人交往，开始形成自我意识，但是在交往中带有明显的自我中心倾向，常以满足自己需要为目的与他人交往。自我评价大概也是这时开始，主要依赖成人对他们的评价，能服从大人的要求，在游戏中学会合作和理解别人，协助大人做琐事和喜欢模仿大人的活动，同时也出现了自我意识情绪如局促不安、羞愧、害羞、内疚、自豪等。这一阶段婴儿表现出对自主性的强烈要求，当他们独立行动的意愿受到大人的限制，而幼儿的言语表达和控制能力较弱时，就以发脾气、攻击性行为来对抗限制，这被称为"第一反抗期"。

儿童从能够独立行走之后，婴儿之间开始了简单的交往，如相互注意、"对话"、给取玩具、简单模仿等，到了2岁左右开始出现相互合作，开始一些社会性的游戏，主动加入、轮流替换、模仿和互补行为，与同伴的玩耍明显多于母亲的玩耍，随着认知能力的提高，活动范围的扩大，与同伴交往的时间以及同伴数量会越来越多，同伴交往在生活中占的地位越来越大。

（六）意志与个性的发展

1．意志

2岁之后，婴儿开始能在自己的言语调节下有目的地行动或抑制某些行动，这就出现了意志的萌芽。当然这一时期婴儿的意志行动还是很差的，还不能较长时间地控制自己，行动仍带有明显的冲动性。

2．个性

随着独立活动能力的增强，婴儿的自主性有所发展，初步认识到作为个体的我和我的力量。产生与大人不合作的消极行为，如以身体的抗拒、沉默、退缩等方式拒绝接受大人的要求，样样事情争着要自己来，不愿接受大人的帮助等。这种"违拗"在两三岁时发生，一般在三四岁时达到高峰，心理学上称这个时期为"第一反抗期"。

第二节　婴儿的保育与教育

一、婴儿的保育

（一）营养与饮食

满周岁后的婴儿虽然咀嚼功能逐渐成熟，但乳牙正在陆续萌出，并未出齐，胃肠消化吸收功能较成人差，其饮食正在从乳类为主转变为以粮食（谷类）为主，加鱼、肉、蔬菜、油等混合饮食，从流质、半流质转变为半固体、固体食物。为了让孩子健康成长，婴儿仍需精心喂养。

1. 膳食安排原则

为保证儿童能获得充足的营养，安排膳食应遵循以下原则。

（1）营养素的合理搭配

这个年龄的婴儿以烂饭为主食，但每星期最好吃面食 2～3 次，做到米面搭配。荤素比例适当，蛋白质来源以鱼、肉、鸡、蛋等动物蛋白为主，并以豆类的蛋白质为补充。荤菜、素菜都应切碎以利咀嚼。这一阶段的婴儿已断了母乳但不能断牛乳，它既能提供一定量的蛋白质，又能补充钙等矿物质，故每日需要喝 200～400 毫升的牛奶。

（2）花色品种多样化

经常变换饭菜花样以提高婴儿的食欲。在制订菜谱时应遵循四个搭配：荤素搭配、粗细搭配、甜咸搭配、干稀搭配，保证每日摄入足量的蛋白质、脂肪、糖类及维生素、矿物质等，防止偏食、挑食，保证各种营养素的全面摄入。

（3）烹饪要考虑婴儿的饮食特点

注意色、香、味美，激发婴儿的食欲。盐、味精、酱油应尽量少用，避免用刺激性的调味品。尽量采用炒、煮、蒸、焖、烩等方式，少用或不用炸、煎、烤的方式。

（4）调整进食餐数

1 岁每天可以吃 5 餐，三餐加上、下午点心各一次，1 岁半后可减为三餐一点，加点心时要注意适量，不能过多；时间不能距离正餐太近，以免影响正餐食欲，更不能随意给婴儿零食，否则时间长了会造成营养失衡。晚餐后一般除水果不再进食，尤其不能睡前吃甜食，防止龋齿。

2. 养成良好饮食习惯

（1）定时定量、定地点进餐的习惯

根据季节变化，制订科学的作息时间，有规律地进餐，使大脑的摄食中枢形成条件反射，产生食欲。婴儿进餐时间每次至少半小时，也不易太长。根据孩子的食量给孩子准备饭菜，尽量要求他吃完。不能依着孩子，随意改变饮食量。尽可能为孩子准备自己的餐具和安排规定的就餐位置。

（2）不挑食、不偏食的习惯

挑食、偏食是婴儿常见的问题，易造成营养摄入不平衡。可以通过讲故事、念儿歌等形式，让婴儿懂得一些营养知识，从而愿意品尝各种不同的食物。

（3）专心吃饭的习惯

儿童神经心理发育迅速，注意力容易被分散，进食时玩玩具、看电视等做法会降低儿童对食物的注意力，导致食欲的下降，应努力为其营造一个安静、良好的喂养环境，不能让婴儿边走边吃、边玩边吃。

（4）鼓励自己进食

1周岁的婴儿开始自己动手吃饭，用手抓事物；15～18个月时，婴儿可以借助餐具吃饭，但不能完全掌握用勺吃饭，经常把饭菜洒的到处都是，这时家长更要提供给孩子餐具和练习使用餐具吃饭的机会。

（5）合理对待零食

不打乱婴儿每天正常饮食的规律，根据婴儿自身情况提供合理的零食。如体重超重的婴儿，零食主要考虑提供季节性水果，补充维生素为主，最好不提供糖果、面包等高热量食物。对饭量比较小，体重较轻的婴儿可以考虑提供饼干、水果、面包等，对不喜欢吃肉、鱼等食物的孩子，零食可以考虑含有牛奶、鸡蛋、奶油的零食。

（二）生活照料

1. 睡眠照料

（1）创设良好的睡眠环境

创设有利于提高睡眠质量的环境。卧室的环境要安静。室内的灯光暗一些，室温控制在20℃～23℃。窗帘的颜色不宜过深。还要注意开窗通风，保证室内的空气新鲜。为婴儿选择一张适宜的床。床的软硬度适中，最好是木板床，以保证婴儿的脊柱正常发育。睡前将婴儿的脸、脚和臀部洗干净，并用清水或淡茶水漱口，排一次尿。睡前换上宽松柔软睡衣。

（2）保证充足的睡眠时间

充足的睡眠能促进生长发育激素的分泌，促进脑的发育，增强身体的抗病能力。1～2岁婴幼儿每天睡眠时间为13～14个小时，白天睡1～2次，每次1～1.5小时，夜里保持10个小时左右；2～3岁时，儿童每天睡眠时间为12～13小时，白天睡一次，午睡时间为2～3小时，夜间稳定睡眠一般为10个小时。婴幼儿的睡眠存在个体差异，衡量儿童的睡眠质量时，以是否消除疲劳、精力是否充沛来判断。一般而言，只要孩子精神状态好、食欲正常、没有消化问题，体重增长良好，即使睡眠时间低于上述标准，一般也不存在睡眠问题。

（3）培养良好的睡眠习惯

培养婴儿按时睡觉、独立入睡、入睡快的好习惯。不要随便变更睡眠时间。不要由大人抱着睡或让婴儿含着奶头睡。让婴儿养成从小就在自己的床上能入睡的习惯。睡前不要让他进行兴奋的活动、听惊险可怕的故事，不饮刺激性饮料，不要大声训斥。睡前让婴儿安静一会儿，自动上床，闭上眼睛入睡。婴儿夜间醒来，不要和婴儿说话，也不要用抱着、摇晃等方式安抚孩子入睡。

2. 大小便照料

大多数婴儿从1岁半～2岁可以开始进行如厕训练，养育者可根据二便的间隔时间，提前几分钟提醒，在固定时间提醒幼儿坐便盆。便盆应放在固定的位置，每次坐便盆时间不要太长，大便最长5～6分钟，坐便盆的时候不玩玩具、吃东西，排便后注意清洁，养成便后洗手的习惯。

3. 清洁卫生习惯的培养

（1）口腔清洁

餐后漱口。2岁前，可以培养婴儿餐后漱口的习惯，让婴儿模仿父母漱口的样子。对于拒绝漱口的孩子，可以引导孩子通过照镜子的方式，找到口腔中的食物残渣，用儿歌的方式帮婴儿认识龋齿的危害。

2岁半左右婴儿20颗乳牙全部萌出，手部肌肉发育较好时，就可以让婴儿自己用牙刷刷牙。养育者可带孩子一起刷牙，最好采用竖刷法，刷上牙时从上往下，刷下牙时从下往上，牙齿里外的每个面都要刷到，这样可以避免刷伤牙龈，清理食物残渣。家长可先做示范，让婴儿模仿成人的动作，使孩子对刷牙感兴趣，几周后，让孩子掌握上下转动刷的要领，用温开水漱口。当婴儿学会刷牙后，可以开始用儿童专用牙膏。每天坚持早晚两次刷牙。

（2）手部清洁

1～2岁是培养婴儿洗手习惯的最佳时期，家长应在餐前、如厕后、外出回家后提醒孩子洗手，也可通过绘本故事、儿歌等方式引导婴儿了解洗手卫生习惯的重要性。家长可以先示范给孩子正确的洗手方法，反复多次示范，引导婴儿模范家长的洗手动作，为增加孩子洗手的乐趣，还可以让孩子自己挑选喜欢的洗手液、香皂等，等孩子洗完手之后予以口头表扬，或者亲亲小香手等方式。

具体的示范方法：洗手前先帮助婴儿卷起衣袖，打开水龙头后，先用流动的水冲洗幼儿的手部，将腕部、手掌和手指充分浸湿；再用洗手液或香皂涂抹均匀，使手掌、手背、手指、指缝处都沾满丰富的泡沫；接着反复揉搓双手及腕部，整个揉搓的时间不少于30秒；冲洗双手应双手下垂，直到冲干净为止；洗手后，用毛巾、手绢等擦干净。

（三）常见疾病与护理

1. 发热

发热是一般感染性疾病和传染疾病所共有的症状，分为低热（37.3℃～38℃）、中热（38℃～39℃）、高热（39℃以上）。如果婴儿只是稍微发热，精神状态良好，成人不要过多担心，一般不主张立刻用退烧药。

帮婴儿退烧的办法分为物理降温和药物退烧。物理降温一是减少衣被。婴儿发烧不能"捂"，发烧时不要给孩子穿过多的衣服、盖过厚的被子，不利于散热，严重时还会导致高温惊厥。二是多喝水。发烧会引起脱水，尽快给婴儿多喝水、清淡的汤，发烧期间，患儿每天至少要有1千克的流质液体，可以每隔5分钟就给孩子喝一勺水或流质液体。三是温水擦浴或泡澡。可以给孩子用温水（37.5℃）毛巾擦浴，或者泡温水澡，帮助患儿散热。当体温超过38.5℃时，才给婴儿服用退烧药。常见的退烧药有布洛芬（美林）、乙酰氨基酚（百服宁、泰诺林等）。

2. 咳嗽

咳嗽是人体的一种防御能力。咳嗽分为浅咳和深咳。浅咳和深咳的部位不一样，性质也不一样。浅咳一般就在嗓子里咳，而深咳则在气管、支气管或是肺里头，一听就像是从胸腔里发出的。成人可以通过咳嗽的声音来辨别，浅咳时咳的频率很快，听起来很短促，而深咳一次咳的时间都相对长。孩子痰多、鼻涕多是浅咳，深咳因为部位靠下，孩子往往没有能力把痰咳出来，这时病情反而更重。

浅咳往往是白天咳嗽较少，以流鼻涕为主，夜间咳嗽频繁。这是因为孩子平躺着时，嗓子处于低位，鼻腔里的分泌物无法通过流鼻涕的过程排出来，就会倒流到嗓子里，刺激嗓子，引起咳嗽，使孩子晚上经常咳醒。深咳白天、黑夜都一样咳，甚至白天咳得更重，晚上相对较轻，所以深咳的孩子反而能睡得很好。当婴儿出现咳嗽时，除了药物治疗外，给婴儿提供充足的水，白开水能将痰液稀释，并润滑喉咙。

3. 腹泻

腹泻是肠道的黏液层受到了破坏，从而刺激了肠道黏膜细胞，黏膜细胞受到刺激后，会分泌大量液体，这些液体随着没有消化的残渣以及一些病菌一起排出体外，肠道细胞排出液体后，体内的液体就会自动过来补充。补充后又再被排出，如此反复，就会导致脱水。脱水会导致体内钾离子、钠离子的流失，因此可以为幼儿准备一些口服补盐液或蔬菜汤，如果腹泻程度较强则可以不用。腹泻重在预防，如果婴儿已经患有腹泻，饮食要清淡，少吃甜食，多吃偏软的流食，不要禁食。

4. 呕吐

呕吐是 1～2 岁婴儿常见的症状，引发原因较多。对平时痰较多的婴儿来说，会因为咽痰而引发呕吐，对此家长不要过多担心。另一种呕吐是由于婴儿吃得过饱引起的，当婴儿把胃里的食物都吐出来之后，就能正常休息和玩耍。因感冒引起的呕吐，要注意给婴儿补充生理盐水。因疾病如疝气、肠套叠等引起的呕吐，会伴有疼痛，因此孩子会大声啼哭，出现类似现象要及时就医。如果小儿反复呕吐或是上吐下泻，或伴有 38℃ 以上高烧，父母要尽快带婴儿去就医，以免耽搁病情，尤其是身体出现脱水时。

5. 鼻出血

鼻出血的原因很多，主要是双侧鼻中隔前部的毛细血管网区出血，这种血管网很表浅。天气炎热干燥、用手抠鼻子等行为都会刺激鼻腔黏膜，引发鼻出血。此外，高血压、白血病、再生障碍性贫血等全身性疾病也会引起鼻出血，对于挑食、偏食等不良饮食习惯的婴儿，会因为缺乏维生素而导致鼻出血。

鼻出血发生时，要及时止血。让婴儿取坐位，头稍向前倾，尽量将鼻咽腔到口腔的血吐出，避免留到胃里引发腹痛和呕吐。简单的止血方法是将出血的鼻孔塞上经消毒的棉球或用拇指和食指捏住两侧鼻翼，也可以用食指压迫侧鼻翼 5 ～ 10 分钟止血。止血后 2 ～ 3 小时不做剧烈运动。如果出血量较大，有面色苍白、出虚汗、心率快、精神差等情况，应采用半卧位，并尽快送医院治疗。

（四）意外伤害急救措施

1. 骨折

骨折就是骨头断裂或变形。婴儿活泼好动，在游戏玩耍时，很容易发生意外情况，导致骨折。当婴儿跌倒或受伤后出现这些症状时，应及时就医：肘部受伤并肿胀厉害，伤肢变形或变冷、麻木，伤肢不能承重或自如活动，面色苍白、出汗或头晕、呼吸困难、昏迷。如果是头部或后背受伤，不要移动孩子，可用卷起的毛巾围在颈部周围，尽快求助。

不要尝试将断骨接好或移动它到不同位置，保持受伤部位固定，送医时间如果较长，可以考虑用夹板或类似的物品帮助固定，同时安抚病儿情绪，并注意肢体的保暖。

2. 异物吸入气管

由于婴儿喉部反射功能不健全，常会使食物呛入喉部，当呼吸与吞咽动作不协调而将异物吸入气管。当婴儿气管进入异物后，成人可一手拎起孩子的双脚，将孩子呈倒置的状态，一手拍打背部，由于重心的改变，呛咳时可能将异物带出。对于较大的孩子，可让其站或坐，成人站在孩子身后，用两只手臂夹住孩子，一手握拳，大拇指向内放在孩子的肚脐与剑突中间，与另一手掌压住促使横隔抬起，压迫肺底，让肺内产生强大气流，将异物从气管内向外冲出。成人在采取应急措施的同时，还要考虑将婴儿送往医院。

3. 脱臼

在家中牵引着小婴儿走路时，由于婴儿关节脆弱，很容易把婴儿手臂拉脱臼，也叫"肘错位"，医学术语叫作"小儿桡骨头半脱位"。当给小婴儿穿衣服或者婴儿玩耍时，猛然牵拉婴儿的胳膊，都有可能发生牵拉肘。这时婴儿骤然间啼哭不止，或喊叫被牵拉的胳膊疼痛。肘关节往往呈半屈位，前臂不敢旋后，不能抬举与取物，不能自由活动，在肘关节的桡骨头处有压痛，局部却无明显的肿胀和畸形。这种错位好发于 4 岁以下的婴儿，这是因为 4 岁以下的婴儿桡骨头上端尚未发育完全，肘关节囊及韧带均较松弛薄弱。

判断出现上述情况后，最好不要随意移动患肢，避免带来二度伤害，可以先用三角巾或布将脱臼部位先做固定后冰敷，然后立即送到医院对伤肢复位。医生一般会在屈肘位用三角毛巾悬吊或石膏固定3周后，开始联系肩部、肘部伸屈活动。

桡骨小头半脱位复位的手法时：用一只手的拇指压迫在向外突出的桡骨小头，同时另一只手握住小儿手腕，将前臂向外侧旋转，并慢慢屈曲肘关节，如果关节处发生轻微弹响声，说明桡骨小头已经复位。

二、婴儿的教育

拓展阅读

有关研究表明，人从出生到3岁，是人一生发展中重要的时期，人的能力、性格等大部分是在1～3岁之间的婴儿期形成的。只要是发育正常的孩子，出生时不存在聪明和愚笨，由于后天教育的不同，人与人之间才出现惊人的差别，而关键在于3岁前的教育。所以应该抓好3岁前孩子的教育，莫失良机。1～3岁婴儿的教育可以从以下几方面着手。

（一）认知能力的培养

尽早有意识的培养婴儿的认知能力，对其未来的智力发展是有益的。一般来说，成人从婴儿1岁时开始，就要有意识地教婴儿认识一些事物。首先，应该教他认识室内的事物，然后再带他走出户外，开始教他认识社会和自然界的事物，如道路旁的树木、路过的汽车、天空中的风筝和飞鸟，以及警察叔叔、红灯、绿灯等。婴儿接触的事物越多，知识面也就越广，这是一个不可缺少的内容和途径。

婴儿的智力开发并不等于知识积累，想要发展婴儿的智力，还要有目的、有计划地培养婴儿的认识能力。例如，在教婴儿认识周围的物品、发展语言能力的同时，可以让婴儿看一看、摸一摸、听一听、尝一尝、闻一闻这些物品。用这种方法不仅可以使婴儿增长知识，此外，对于发展婴儿的感觉能力也会有所帮助。例如，当婴儿长到1岁半以后，可以给婴儿一个布娃娃，指导他先看布娃娃的头部、眼睛、鼻子、嘴巴、耳朵和头发，再看布娃娃的躯干、胳膊、双腿和手脚。这样具体地引导婴儿详细观察，就可以使其获得一个"娃娃"的整体认识。培养婴儿的观察能力时，还可以拿一些小动物的图片，如小猫的图片，先让婴儿知道什么是小猫，然后让他把小猫的尾巴指出来。以上两种方法，既可以培养婴儿的观察力，又可以为培养婴儿的分析和综合能力打下基础。

当婴儿学会走路以后，往往会一天到晚地走个不停，这是婴儿好奇心的一种表现，也正是婴儿观察世界、积极思维、探索奥秘的阶段。即便婴儿并不知道他所看到的、所摸到的东西叫什么，但起码它是婴儿获得生活经验的一种途径，是促进其感觉能力发展的有利因素。对此，成人的责任不是限制婴儿的这种行为，而是在注意保护婴儿不发生意外事故的情况下，尽力满足婴儿的随意活动。例如，当婴儿快2岁的时候，家长和孩子一同玩滚球的游戏，可以故意把球滚到椅子底下，让婴儿去捡回来，并告诉他注意别让椅子碰着头，此时的婴儿一定会考虑是先把脚伸进去还是先把头钻进去。这种方法有利于培养和发展婴儿的思维能力。

（二）动作的训练

1. 大肌肉动作的训练

1岁左右的婴儿随着身体平衡能力增强，开始学习独立行走，但步伐不稳，安全意识很低，这时成人要考虑给婴儿提供较为安全的环境，如果条件允许，墙壁80厘米以下采用环保软质材料铺设；阳台或窗户增加围栏，栏杆间距不超过10厘米；家具摆设要便于婴儿行走，危险物品要移开或设置儿童安全锁等，家具尖锐角要设置保护措施；经常开关的屋门要安放防夹手软垫等。长绳索、塑料袋等要做收纳。孩子刚学走路或学走楼梯时需成人从旁看护。

2岁后的婴儿运动能力更加灵活，大肌肉动作的协调性、灵敏性、速度都有更加明显的进步。在有成人保护的情况下，应多让孩子参与户外活动，不仅可以开阔眼界，还可以培养婴儿动作协调性。例如，让婴儿做原地跳跃、跳下台阶等跳跃活动，一方面锻炼双腿的肌肉运动能力，另一方面培养勇敢的性格，成人在保护婴儿跳跃的过程中，注意不要猛拉婴儿的手臂，指导婴儿保持身体平衡。成人还可与婴儿玩投球等锻炼上肢肌肉运动能力的活动；还可以和孩子做一些头顶书本、小枕头等游戏，锻炼婴儿的平衡能力；成人可以示范一些身体动作，让婴儿模仿自己的动作，动作示范时采用镜面示范。

2. 小肌肉动作的训练

婴儿手的动作方面，1岁左右开始能拿汤匙喂进口，可以与大人玩球，共同翻画册，用蜡笔在纸上涂鸦。到2岁左右会自己洗手，用手帕拭嘴巴、擦鼻涕，模仿一些动作，如穿木珠、垒积木到9块、握笔画线条、折纸等。复杂的手的活动，给大脑以刺激，促使大脑功能的发展。因此，训练孩子手的精细动作对开发孩子的智力是大有好处的。这个时期孩子手的动作训练，可从做力所能及的家务和自我服务开始，孩子会做的事成人不要包办代替，如拿碗筷、洗手、洗手帕、系纽扣、脱鞋袜等。可给婴儿提供合适的玩具，先是婴儿能用手握拿的玩具，到 2 岁以后给玩一些要用手指撮的玩具，如叠积木、将小糖丸一颗颗拾到盒子里去、穿木珠、折纸、玩橡皮泥、纸笔等。

1 岁～1 岁半的婴儿双手的肌肉处于快速发育时期，拇指和食指可以并拢，最喜欢通过抓握、抛扔物品来满足手、臂伸缩和手眼协调发展的需要，他们会有意识的抛扔物品并观察物品落地的情境，如奶瓶、杯子等。在成人的帮助下可以把三四块积木垒起来，能够翻书、涂鸦、把东西放进容器中。这时可以给婴儿提供小球、可发声的布质玩具。可提供积木、套碗、套筒等玩具。成人在婴儿玩玩具的过程中，应从中予以引导，如大人可以先拿两块小积木，一手一块，敲给婴儿看，然后让婴儿模仿成人的敲击动作，同时用语言告诉婴儿"婴儿拿起积木""把积木给妈妈"，训练婴儿有意识地拿起放下。每次成功后，大人都要及时予以鼓励。

对于 1 岁半以上的婴儿，成人可多与婴儿玩手指操，并伴随儿歌，增强手指游戏的乐趣；让婴儿参与日常生活劳动，如帮妈妈搅鸡蛋液，端小碗，拿小勺子，洗自己的小手绢并拧干、自己开水龙头，打开水瓶盖子等；教婴儿自己一页一页地翻书、翻卡片，成人需注意观察婴儿双手的配合能力，以及拇指、食指、中指的灵活配合。孩子 2 岁后，家长可以教孩子使用筷子，先夹一些软的、轻的食物，逐渐过渡到让婴儿自己用筷子吃饭。

（三）言语的训练

儿童语言的发展是整个智力发展的基础。只有掌握了一定的语言，才能很好地和成人交谈，在交谈中学得更多的知识。婴儿 20 个月已开始出现"双词句大爆炸"现象，30 个月时基本上掌握母语的基本语法和句法，两三岁的婴儿是学习说话积极性高涨的时期。

父母和保教人员要尽量创造条件，增加婴儿学习语言和语言交流的机会，让婴儿在生活中随时随地学习语言。如与他谈话、教歌谣、讲故事等，尽量让他们多说，多练习。可从认识鼻子、眼睛、耳朵以及身体其他各部分的名称，到认识周围环境中经常接触到的各种实物和社会现象。对于婴儿语言中的错误和缺点，一定不要加以讪笑，不要故意重复他的错话和缺点，而要给以正确的示范，及时加以纠正，如孩子说"婴儿吃饭饭"，成人需说"婴儿吃饭了"。成人可以运用婴儿掌握的字词句来描述某个物体或某事，并引导婴儿做简单描述，进而发展婴儿语言思维的能力，如"狗狗回来了""丹丹打了小宝，他哭了"。成人可以利用选择适合婴儿的图书和有声读物，通过朗读儿歌、讲故事培养婴儿良好的阅读习惯，提升婴儿的语言思维和记忆能力。亲子阅读时，需要教给婴儿如何拿书，如何翻书，阅读的正确姿势，阅读后书要放回原来的位置。阅读过程中，可以设置简单的问题，引导婴儿回答。鼓励婴儿独立阅读，养成睡前倾听有声读物的习惯。

活动案例 5-1　情境对话——认识自我

1. 成人出示小兔手偶，讲故事：今天小白兔要来和你一起玩，你想和小白兔一起玩吗？可是小白兔还不知道你是谁呢，你要向小白兔介绍一下自己。

2. 成人模仿小白兔的口吻提问：

（1）婴儿，你叫什么名字？

（2）你今年几岁了？

（3）你是男孩，还是女孩？

（4）你家有几口人？他们是谁？

（5）你最喜欢吃什么？

（四）社会性教育

1～3岁婴儿开始具有最初步的对社会规则、行为规范的认识，能做最直接、简单的道德判断。这个年龄段的婴儿喜欢与人交往，特别是开始喜欢与同伴交往，对父母及家庭之外的主要接触者都能形成亲近的情感。

13个月左右的孩子可能会表现出对陌生孩子的紧张不安，但很快这种反应就会过去。2岁的孩子和同伴交往时，首先划清自己的领地，声明哪些东西是属于自己的。然后才开始真正的交往。到30个月左右，孩子们已经能够自在地在一起玩耍了。研究表明，13～24个月的孩子在一起，多半是互补型的游戏，而且缺乏想象，车就是车、积木就是积木。到24～36个月，逐渐出现假想性的游戏。例如，拿纸盒当作房子，毛巾当大衣。一两岁的孩子之间形成的友谊能够维持一年之久。这种友谊对孩子来说是重要的感情依赖。通过观察，心理学家发现，孩子在固定的朋友组合中，他们的游戏充满了交流。一旦一个朋友不在了，孩子们之间的交流就明显少了。所以家长了解孩子与同伴之间友谊的深度十分必要。孩子与同伴关系发展深受家庭和亲子关系的影响。与母亲形成安全性依赖的孩子更善于交往，更友善，更学会与人合作。

这期间同伴交流主要是在摆弄玩具和游戏中发生，也会出现因为争抢玩具而哭闹的情况，但很快就和好如初。因此，需提高婴儿与同伴交往的能力，有意识地让婴儿与同伴一起分享食物、玩具，引导婴儿考虑他人的想法和感受，教给婴儿与同伴交往的策略，避免出现咬人等攻击行为的出现，及时表扬婴儿出现的良好交往行为，如拥抱同伴、和同伴一起分享玩具等。当出现错误的交往方式时，必须给予合理的惩罚，记住哪些行为是不受欢迎的。

活动案例 5-2　我家要来小客人

1. 活动目的

让婴儿知道如何招待来家的客人，学会关心别人的需要，做到有礼貌，不打断大人的谈话。学着帮妈妈招待客人。

2. 活动方法

在家里准备招待客人之前，妈妈可以先告诉婴儿"我家要来客人了"。如果是孩子熟悉的客人，还可以帮孩子回忆客人的姓名和称呼，如果客人要带小朋友来，需要婴儿知道如何招待小朋友。妈妈可以先和婴儿一起洗水果、准备点心，用盘子端放到客人前面，先请客人用食。让婴儿当小主人，带小朋友参观自己的房间，拿出玩具同小朋友玩，引导婴儿照顾比自己小的小朋友，看看小朋友要不要吃点心和水果，要不要上厕所等。

（五）独立生活能力的培养

两三岁的婴儿由于独立活动能力的增强，生活范围的扩大，要求孩子有一定的独立性来适应客观环境。这个时期他们对一些新鲜的动作和行为很感兴趣，并且乐意去做。可是很多父母和保教人员往往容易忽视对婴儿独立生活能力的培养。孩子跑一跑，怕他跌跤，动一动怕他弄脏衣服和身体。孩子要什么就马上给什么，总是想办法来满足孩子的要求。这样一来，就使得孩子的一切活动都依赖成人的照料，不能适时养成独立生活的能力。也有一些家长和保教人员没有认识到要通过活动来培养婴儿的独立生活能力，两三岁的儿童也不让他自己吃饭、洗手、坐便盆，一切都由成人包办。家长和托儿所的保教人员，应该有计划地培养儿童的独立生活能力，养成爱劳动、爱清洁等良好习惯。

本章思考与实训

一、思考题

1. 与一个婴儿的家长交谈。询问家长他们对自己孩子的智力感觉如何以及他们是通过什么行为得出这样的结论的。

2. 如果你对儿童文学作品比较感兴趣，可以搜集一些与"养成良好卫生习惯"相关的绘本、故事、儿歌等。从中选择出可以推荐给家长的作品，并给出推荐理由。

3. 谈谈你对婴儿教育的看法和态度，并尝试和一位家长交流看法，思考家长的教育立场和基本观念有什么样的特点。

二、章节实训

安琪，女，1岁半。外出散步的时候，看到一个小哥哥（5岁左右）手里拿着一个红色的玩具电风扇，她先站在边上看小哥哥如何玩电风扇，然后自己走到小哥哥前面伸手要拿电风扇，小哥哥用手臂把她挡了回来，安琪继续上前抢夺玩具，和小哥哥推搡了起来。突然之间，安琪在小哥哥手背上咬了一口，然后自己大哭起来。小哥哥也委屈地跑开了。

案例分析

问题：面对安琪这样的小朋友，该如何消除咬人的行为？如果你是她的陪护家长，你打算怎么做？

第六章

0～3岁婴幼儿早期教养环境的创设

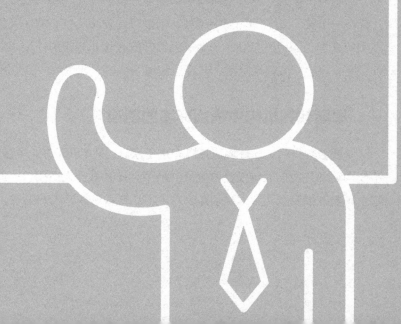

引入案例

宝宝最近老是爱闹腾，给他平常爱玩的玩具也止不住她的哭闹声，大人还以为她生病了，带她去医生检查没发烧、也没吃坏肚子。原来是最近家里搬来了一些宝宝平常没看见过的大盒子，占了整个屋子，宝宝因为环境被破坏了而不舒服。

问题：宝宝为什么对搬来的大盒子感觉不舒服呢？是因为房间堆了大盒子而让她显得不自在了？还是大盒子挡住了光线呢？

本章学习目标

1. 了解物质环境和精神环境的概念和特征。
2. 掌握物质环境和精神环境的创设原则。
3. 学会创设适宜幼儿发展的环境。

第一节 0～3岁婴幼儿早期教养物质环境的创设

环境是教育的重要元素，婴幼儿的全面发展依赖于最初接触的良好教养环境。婴幼儿教养环境是教养人员根据婴幼儿身心发展规律和特点，进行精心设计和创造的，最有利于婴幼儿身心健康成长和潜能开发的物质和精神条件的总和。每个婴幼儿都在一个独一无二的环境中成长，创设符合婴幼儿身心的环境是婴幼儿的早期发展和持续学习的良好基础。一个创设良好的婴幼儿环境能让生活其间的婴幼儿、教师和家长产生"我喜欢这里，我在这里感到快乐，我想参与其中的感觉。"

一、早期教养机构中物质环境的创设

早期教养机构物质环境应该既有别于家庭，又不同于3～6岁幼儿的教养环境，不仅为婴幼儿发展而创设，为婴幼儿所用，还为教养人所用。因此，早期教养机构物质环境的创设既要考虑婴幼儿的需求，还要考虑教养人的需求。

（一）早期教养机构的空间规划

在规划早期教养机构空间时，要统筹规划、合理利用空间，对不同功能区进行有效区划，做到功能合理，方便管理，朝向适宜，游戏场地日照充足，创造符合婴幼儿生理、心理特点的环境空间。

门面装修要力求设计新颖，令人印象深刻，还要显得好客而友好。因为门面是留给家长和孩子的第一印象，在一定程度上会影响顾客的去留和消费。

大厅应包括前台区、接待区、休息区、玩具墙或专柜、宝宝游乐区等小功能空间。

走廊是亲子园的公共交通空间，应突出建筑和美感信息，还应改变走廊的宽度并建设一个社交区域，有助于宝宝适应环境。

亲子教室要大气、舒适，还要在色彩和装饰方面符合0～3岁宝宝的生理特点。

卫生间要适合婴幼儿使用的条件，洗手台、马桶要符合婴幼儿的身材并与成人洗手台、马桶分开使用，如图6-1所示。根据早教机构规模确定卫浴设备数量。

教师办公室的大小可根据在职老师的数量来确定，教师办公室也可以作为家长咨询室、专家指导室等。桌椅、办公用品等要齐全，要有传真机和打印机。

财务室装修要保证安全，如门窗的安全等。

（二）为婴幼儿创设的物质环境

婴幼儿需要能够满足吃、喝、拉、撒、睡等生理需求的生活环境，需要能够满足好奇和探究需求的游戏环境。

1. 生活环境的创设

婴幼儿缺乏自我保护的能力，因此，物质环境的创设始终要坚持安全第一，尽力消除种种危及安全和健康的因素。墙壁的四周80cm以下最好采用无污染的软制材料铺设，地上应平整，铺设弹性软垫，不同界面的交界处应避免有高低落差和棱角；门、橱柜、桌椅等将边角打磨圆，避免直角、棱角；提供的各类玩具、器械等应以棱角圆钝为主的轻质材料，如无毒塑料、软木、棉织品等，从而避免锐角器具对婴幼儿造成不必要伤害；电气设备等也要妥善放置到一定的高度，避免婴幼儿碰触。

生活环境还应突出便利，方便婴幼儿活动，如图6-2所示。活动室内小朋友用的桌子、椅子、开放式的玩教具架、橱柜、洗手台、大小便池等设施的高度、大小要适合这个年龄段孩子的身高，以他们用起来方便、舒适为度。

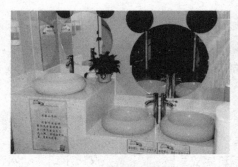

图6-1　早教机构洗手台图

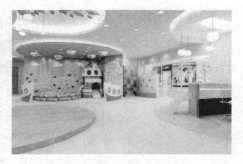

图6-2　早教机构婴幼儿活动区图

2. 游戏环境的创设

婴幼儿的主要活动就是游戏，游戏是婴幼儿生理成长和精神发育的需要，因此创设丰富、支持性的游戏环境有利于促进婴幼儿身心素质全面发展。

（1）创设不同区域的游戏环境

在创设游戏区域时要提供婴幼儿进行身体和动作训练，感知、想象和思维训练，交往和交流以发展语言的条件。要考虑布局、材料的提供、物品的摆放及保教人员的分工，以保证婴幼儿的活动质量。如图 6-3 所示，早期教养机构区域游戏环境可创设运动区、认知区、艺术区、阅读区、想象装扮区等。

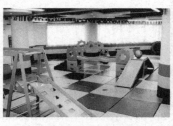
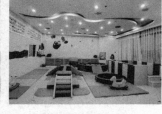
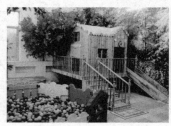
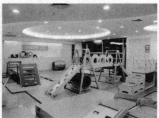

拓展阅读

图6-3　早教机构婴幼儿游戏区图

运动区域：运动区域可以促进婴幼儿自我意识、健康心理、感知运动能力和社会性的发展，分为室内运动区和室外运动区。室内运动区包括用来爬、钻、跳、拉、绕障碍走等的活动空间和相关的设备材料，如小型滑梯、小攀登架、小汽车、各种垫子、可钻爬的箱子、各种拖拉玩具等。室外运动区域包括塑胶场地、玩沙玩水的设施、私密空间（小帐篷、小房子）、休息区域等。材料包括滑梯、攀登架、平衡木、跷跷板、摇马、玩沙玩水的玩具、各种球类玩具以及推、拉和骑的小车等。室外运动区的大小可根据园内户外场地的大小具体设定。

认知区域：认知区域可以促进婴幼儿小肌肉的发育，提高感知能力、操作探索能力，丰富多种经验。提供的材料包括串珠、拼图、套桶、敲打玩具、分类玩具、图形玩具、小型建构玩具、系扣子、打结绳、拆装玩具、容器、大小不同的盒子和瓶子等。

艺术区域：艺术区域可以促进婴幼儿感知觉的发展和艺术潜质的挖掘。艺术区域需要提供艺术活动所需的材料设施，如开展美术活动的画册、涂鸦工具、玩色材料、撕贴材料、工作服、大毛笔棒、半成品材料等；开展音乐活动的打击乐器、头饰、表演舞台、音乐等；还可以配有电视机、DVD、录音机等。

阅读区域：阅读区域可以促进婴幼儿认知能力、语言能力、表演能力和社会性情感的发展。阅读区需设在光线充足、相对安静的地方；提供各种不同类型的书，包括布书、塑料书、可以拼插的书、声音书、立体书等；同时可以配备录音机、无线听筒、毛绒玩具、表演头饰、玩偶；还可以利用软靠垫、家庭式沙发、小地毯等，使阅读区更加舒适、温馨。

想象装扮区域：该区域可以促进婴幼儿社会性情感、交往能力、想象力、创造力的发展。环境创设要像家庭一样温馨、温暖，基本材料包括可以模拟表现生活经验的物品，如家具、娃娃、餐具、仿真食品等，还可以提供一些其他材料，如厨具玩具、简单的医疗用品玩具、镜子，可以用来装扮的帽子、小书包、眼镜、服装、配饰、扇子、彩带等。

（2）**玩具材料的提供与投放**

玩具材料的投放应考虑"四多"：多种类、多质地、多色彩、多功能。多种类可以满足不同发展期婴幼儿的需要。多质地可以引导婴幼儿感知不同材料、不同质地的物品。多色彩可以吸引婴幼儿参与活动的兴趣。多功能即渗透多种目标，挖掘玩具的多种玩法，体现一物多玩多用。

玩具材料的投放种类要少，同种玩具数量要多。投放时玩具种类不宜过多，逐渐增加。一段时间后可以将婴幼儿熟悉的玩具收起来，更换其他玩具，婴幼儿会感觉新颖而饶有兴趣。

（三）为教养人创设的物质环境

鉴于早教机构特有的教育属性，我们还要考虑的对象是家长和教师。因为他们是这个环境的共同体，他们不仅是婴幼儿活动的陪伴者、观察者，更是有获取育儿技能愿望的需求者。因此，环境必须从服务于家长的角度来思考和定位。创设一种有利于家长、教师主动参与、自主调整、自主建构的多向互动的环境。

1. 为家长创设人文关怀的环境

家长是早教活动的主要参与者，因此，要为他们提供方便，满足他们的需要，把人文关怀自然渗透其中，使他们感到轻松、自然、方便。例如，可以在门口一角的鞋套架放置一次性鞋套，便于使用；高低不同的挂衣架，方便放置衣物；一次性茶杯、毛巾和随处可见的餐巾纸盒，可供随时使用；室内外安放坐椅、沙发，方便家长休息、交流和阅读；吧台一角可进行个别化的医教咨询。

2. 为家长、教师创设获取教养信息的环境

为了把环境的教育思想和理念渗透到家长、教师教养行为的指导上，可在墙上和门框上贴上近阶段活动方案设计、作息时间表、活动指导说明、亲子导读、聪明妈咪、教你一招等专栏，在亲子阅读区提供早教期刊方便教师和家长阅读、浏览，让家长、教师及时了解活动方案的教养理念、操作步骤和家庭教养建议。

3. 为家长、教师创设沟通交流的环境

可以利用走廊等公共空间和室内沙发区为家长、教师创设观察孩子、沟通交流育儿经验的环境。在这过程中他们不断改善和调整自己的教养观念和行为，逐渐把握孩子身心发展的特点和规律。

二、家庭中物质环境的创设

教育家蒙台梭利认为：环境是教育的工具，儿童是个探索者，需赖以吸收环境中的各种印象来建构其心智。家庭物质环境是婴幼儿成长的重要教育元素。

（一）为孩子营造活动的空间

尽管家庭不需要像早教机构那样专门精心设置许多婴幼儿游戏活动的空间，但父母在家庭中的公共区域适当地设置一些小的儿童游戏的空间，会让婴幼儿感觉到自己在家庭中的位置，并会觉得在家做游戏同样富于乐趣。住房面积较小的家庭，

可选择家中明亮的地方，如阳台或窗台附近作为孩子的活动区域。家长可以整理出阳台上的杂物，或将阳台的内墙（瓷砖墙面）作为孩子的美工区，孩子既可以用水彩颜抖在上面画画，也可以把蜡笔黏贴在上面；在阳台的地面铺上小地毯，摆放图书、玩具，作为阅览区或游戏区，让孩子自由阅读或任意搭建。

（二）充分挖掘家庭中的物质资源

家庭中包含着许多显性或隐性的物质资源，如家庭中的小楼梯，可以满足有初步行走能力的婴儿的运动需要，可以锻炼孩子的大肌肉动作和平衡能力，可以让小宝宝小肌肉精细动作得到发展。

（三）提供适宜婴幼儿发展的玩具

玩具是婴幼儿的"天使"，每个孩子都喜欢玩具，但必须创设适宜婴幼儿发展的玩具世界。"适合宝宝的才是最好的"，爸爸妈妈在买玩具的时候，需要根据宝宝的年龄，正确估计宝宝的能力，买合乎其年龄和能力的玩具。如果超出其年龄范围，宝宝可能因为不会玩而对玩具失去兴趣。不同年龄阶段究竟选择什么玩具适宜呢？下面给爸爸妈妈们提出以下建议供参考。

0～3个月：宝贝喜欢颜色鲜艳、能动、能发出声音的玩具，最好是宝贝躺着就能看到它动，能听到它发出美妙声音的玩具，如颜色鲜艳的气球、摇铃。4～6个月：宝宝这时只要醒着的时间，都在忙着看、听、抓握和伸手挥动，能抓东西时喜欢能舔并能握住的玩具，如带手柄的响铃、无毒的橡塑玩具。7～9个月：宝贝会坐了，能自由使用双手，所以能敲打、能发出声音的玩具很适合这个时期的宝贝。当宝贝会爬了，能滚着玩或推着玩的玩具更适合，如塑料球、皮球和可推动的玩具小汽车。10～12个月：宝贝能模仿大人了，配合上歌曲的节拍会拍手、摇动身体，这个时候的宝贝喜欢能使用指头的玩具，如小木珠、积木。13～18个月：宝贝喜欢能放进去又能拿出来的玩具，如积木、形状盒、电话形状的玩具都是宝贝的最爱。18～24个月：宝贝喜欢能移动的玩具，如布书、小推车、音乐玩具等，宝贝都很喜欢。25～36个月：宝贝喜欢益智类型的玩具，如拼插玩具、串珠子、套装小餐具、拼图等玩具很适合。

（四）利用废旧物品，尝试和宝宝一起手工制作玩具

在宝宝成长过程里，好奇、探索是宝宝的天性，爸爸妈妈们

拓展阅读

115

每天尽量抽出时间，发挥自己的想象力，变"废"为宝，充分发挥废旧物品的作用，用双手创造出一些有针对性的简单的玩具，陪着宝宝一起探索，让宝宝真正做到在游戏中学习。家里的碎布头、旧衣服、塑料瓶、鸡蛋壳、包装盒等都可以当作材料。例如，鸡蛋壳做不倒翁；塑料瓶做打电话的听筒；毛线衣缝只小狗；包装盒安上四个瓶盖轱辘，一辆会跑的小汽车就做成了；一张废报纸揉成的纸球，就可以成为孩子练习投掷游戏的用品；废弃皮鞋盒子竖起来，就能成为孩子练习腿部力量的球门；家长用过的化妆品盒子、包装纸筒子、吸管、月饼盒子、包装袋等，都能成为孩子游戏、学习的载体。宝宝在 DIY 制作过程中不仅可以不断调动其游戏兴趣，还可以发展其智力、培养其创造力，增进了亲子之间的情感，感受同爸爸妈妈一起劳作的幸福，这是再多钱也买不来，再多的财富也比不了的。

第二节　0～3岁婴幼儿早期教养精神环境的创设

精神环境主要指人际关系及心理氛围等，它虽然是无形的，却直接影响着婴幼儿的情感、交往行为和个性发展。精神环境创设具体体现在成人与婴幼儿、婴幼儿与婴幼儿、教师与教养人之间的相互作用和交往方式等方面。

一、早期教养机构中精神环境的创设

早期教养机构中精神环境的创设包括为婴幼儿创设的精神环境和为教养人创设的精神环境。

（一）为婴幼儿创设的精神环境

充满关爱、呵护的人际关系是婴幼儿成长所必需的，因此，为婴幼儿提供宽松、愉悦、平等、自主的活动空间，创设能够满足婴幼儿交往和被爱需求的精神环境。

1. 宽松与平等

宽松与平等的心理氛围会让婴幼儿感到安全，因此，教师应尽量减少和避免对婴幼儿的约束与要求，给他们更多自主选择和自主活动的空间。

2. 关爱与理解

在生活上给予婴幼儿更多的呵护和关爱，有益于促进婴幼儿积极情感的发展。

可以用身体接触、表情、动作等多种适宜的方式，来表示对婴幼儿的关心、接纳、爱抚、鼓励等。特别是要能从婴幼儿的身心特点出发，理解和接纳婴幼儿的情绪和各种行为表现，尊重婴幼儿发展中表现出的年龄特点，理解婴幼儿的行为。

3. 交流与等待

交流是连接教师和婴幼儿情感的纽带，教师应关注婴幼儿个体不同的表现，随时和婴幼儿交流，让他们感到教师对自己的喜爱，产生积极情感，有了情感信任，婴幼儿也会逐渐愿意表达自己的想法。教师可以依据婴幼儿不同的特点，采取针对性的教育。同时，教师要尊重婴幼儿发展中的差异，当他们的表现达不到自己的要求时，要能够等待，并顺应他们的发展水平。

4. 鼓励与期待

好孩子是夸出来的，教师的鼓励和积极的期待，会引导婴幼儿认为"我能行"，从而对他们产生积极影响。

（二）为教养人创设的精神环境

教师与教养人之间的人际交往对婴幼儿的社会性培养具有多重的影响。教师与教养人之间关系和谐，会激发出婴幼儿积极的社会性行为，他们耳濡目染，不仅可学会体察别人的情绪情感，也能学会正确、适宜的行为方式。因此，为教养人创设精神环境时应考虑"三性"。

1. 平等性

早期教养机构的教师或辅导人员，应与婴幼儿教养人互相尊重、互相理解，要用平等的态度与教养人交流，真诚地帮助他们获得科学正确的育儿方法和解决问题的有效途径，为促进婴幼儿全面和谐发展的共同目标而努力。

2. 引导性

早期教养机构要为不同年龄阶段婴幼儿的教养人提供早期教育指导与服务，在尊重教养人的前提下给予科学合理的育儿指导；同时，要用自己的言行和榜样作用，为家长提供科学育儿的方法。

3. 互动性

早期教养机构与婴幼儿教养人要多沟通多交流，通过有效的互动，发挥各种教养资源的优势，取长补短，形成教育的合力。

二、家庭中精神环境的创设

由于儿童年龄小,生活的主要场所在家庭,因此,家庭环境尤其是家庭精神环境,如家庭人际关系、家庭养育方式、父母心理健康状况等会在婴幼儿长期的生活中慢慢熏陶、感染婴幼儿。

1. 宽松和谐的家庭关系

许多心理实验都证明,儿童在自由、宽松的环境中,抗挫折能力强,处理问题的应变能力强,易形成不畏艰难的精神,而且愉快和兴奋是儿童智力活动的最佳情绪背景,处于宽松、自由心理环境中的早期幼儿求知欲最强,创造水平也最高。家庭关系(包括父母之间、父母与祖父母之间、邻里之间的关系等)的和谐与否,不仅影响孩子的社会性发展,也影响孩子心理健康的发展。

2. 融洽亲密的亲子关系

父母要成为婴幼儿的玩伴,细心聆听孩子的说话,肯花费时间、精力和孩子一起玩,以积极的态度分享孩子的感受,在游戏中培养婴幼儿独立的习惯和多种能力,丰富他们的认知经验。尊重婴幼儿意愿,注意孩子的个性发展,减少包办和干预行为,更不要代替他们解决问题。当他们确实需要帮助时,可以用提问、建议、商量和扮演角色的方式给予恰当的指导。

本章思考与实训

一、思考题

1. 早期教养机构中游戏环境的创设应注意哪些方面?
2. 早期教养机构中如何为教养人创设适宜的物质环境?
3. 在家庭中如何创设适宜 0～3 岁婴幼儿的物质环境?
4. 早期教养机构中婴幼儿精神环境的创设应注意哪些方面?
5. 早期教养机构中为教养人创设适宜的精神环境应遵守什么原则?

二、章节实训

1. 调研早期教养机构物质环境创设现状

全班同学分组,到不同早期教养机构进行调研,了解早期教养机构物质环境创设现状，并进行记录。

2．访谈调研

随机抽取调研的早期教养机构的教师和家长，访谈该早期教养机构为教养人创设精神环境的现状。

3．分析现状，拟出对策与建议

针对早期教养机构物质环境和精神环境创设的现状，寻找其存在的问题，并分析问题存在的原因，拟出适宜的对策与建议。

第七章

0～3岁婴幼儿教养活动的设计与实施

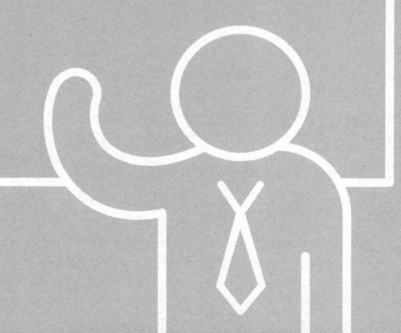

引入案例

活动室里，丫丫（10个半月，穿着冬装，体重和身高偏高于同龄孩子）趴在地上，外婆一手托着孩子腹部，一手交替移动丫丫的脚，训练丫丫爬行。丫丫不动，由于地面很光滑，所以孩子在地面上滑行。外婆觉得不对，很着急，但又不知道哪里不对。张老师在丫丫前面，从一个盛满塑料水果的筐里拿出来一串葡萄，敲击着地面，说："老师在这里，来，来拿葡萄。"外婆也学着老师的动作，指着葡萄要丫丫看。丫丫向左上方抬头看了外婆一眼，就斜躺着不动了。外婆推了她一下，还是不动。外婆就用手拍她脑袋一下，口中念念有词地说："来，来呀，来。"外婆抓着丫丫的衣服晃了几下，她还是不动。张老师把葡萄扔在丫丫面前，丫丫看见了。手按着地，外婆继续推丫丫的腿和手。张老师说要去拿根绳子来，走开了。丫丫又开始斜躺在地上。张老师回来，手里拿着一根和辫子一样的黄色绳圈，套在丫丫的前胸。外婆站起来把丫丫拎了起来。老师告诉外婆：要把丫丫的前胸拎起来，然后她的手就可以交替前移了。同时让外婆先看如何操作，再自己试试。外婆学着老师的样子，但是外婆是一直站立拎着丫丫，所以丫丫的上身已经悬空，双手离地，根本没法爬起来。她在看手里的一个橘子。约15秒后，她抬头看外婆，一手支地，一手去抓外婆的裤子，但是地面很滑，她尝试了几次才坐起来。外婆于是放弃爬行练习，把丫丫扶起。

问题：这是一个早教机构老师示范指导家长育儿的案例。您认为这个指导案例是成功了还是失败了？

本章学习目标

1. 了解0～3岁婴幼儿教养活动的含义。

2. 了解0～3岁婴幼儿教养活动的总目标和领域目标。

3. 了解0～3岁婴幼儿教养活动的内容。

4. 掌握0～3岁婴幼儿教养活动的组织与实施。

5. 学会0～3岁婴幼儿亲子游戏与亲子阅读的具体实施方法，会针对实际问题来进行分析。

第一节　0～3岁婴幼儿教养活动的目标与内容

从狭义上讲，0～3岁婴幼儿教养活动是有目的、有计划、有系统地根据婴幼儿的身心发展特点和规律，结合婴幼儿自身的个体差异，直接面向0～3岁婴幼儿所开展的教与养的活动，从而促进婴幼儿感知觉、动作、语言、思维、记忆、想象力等不断发生和发展的活动。活动的实施者可以是接受过专业培训的教师，也可以是家长。从广义上讲，0～3岁婴幼儿教养活动包括面向婴幼儿的教养活动，还包括面向家长的早期教养指导活动。因为婴幼儿过于年幼，在早期教养机构中，0～3岁婴幼儿教养活动是家长配合教师进行的，婴幼儿教养活动是教师联合家长共同与婴幼儿展开的互动活动。早期教养机构中的教师要为家长传播育儿知识，提供科学的教养实践指导，共同促进婴幼儿健康发展。此外，由社区开展的早期教育专题讲座、婴幼儿教养问题咨询和家长沙龙等也属于早期教养指导活动。面向家长的早期教养指导活动将在第八章"0～3岁婴幼儿家长的亲职教育"中探讨，由社区开展的早期教养指导活动在第九章"社区早期教育基地的开办与管理"中探讨。本章着重探讨直接面向0～3岁婴幼儿所开展的教与养的活动。

一、0～3岁婴幼儿教养活动的目标

活动目标是活动的出发点和归宿。0～3岁婴幼儿教养活动的目标可分为总目标、领域目标和具体活动的目标。

（一）婴幼儿教养活动的总目标

从婴幼儿成长的角度来说，教养活动的总目标就是利用成人与孩子之间的互动促进婴幼儿身心全面发展，培养健康、快乐、自信且高能的孩子。具体表现如下所述。

（1）发展婴幼儿的基本动作，进行适当的体格锻炼，增强婴幼儿的抵抗力，提高婴幼儿的健康水平，促进婴幼儿身心正常发展。

（2）发展婴幼儿模仿、理解和运用语言的能力。通过语言及认识周围环境事物，使婴幼儿智力得到发展，并获得简单知识。

（3）对婴幼儿进行友爱、礼貌、诚实、勇敢等良好的品德教育，培养婴幼儿活泼开朗的性格。

（4）培养婴幼儿的饮食、睡眠、衣着、盥洗、与人交往等各个方面的文明卫生习惯。

（5）以适合婴幼儿年龄的各种艺术形式，萌发婴幼儿初步感受美的情趣。

（二）婴幼儿教养活动的领域目标

根据婴幼儿发展的方面，我们将婴幼儿教养活动分为如下领域：生活习惯、动作、语言、认知能力、社会性、艺术、对周围的形体和数的认识等。

1. 生活习惯方面的目标

生活习惯主要包括睡眠、饮食、盥洗、大小便等。

（1）睡眠方面的目标

① 根据婴幼儿年龄特点、体质及身体状况安排好一昼夜的睡眠时间和次数，保证婴幼儿足够的睡眠时间。

② 培养婴幼儿良好的睡眠习惯（在成人照顾下逐步培养婴幼儿很快入睡，睡熟和安静的醒来）。

（2）饮食方面的目标

① 按照不同年龄照顾婴幼儿按时吃饭，保证愉快地吃完一份应吃的食物，不挑食，不玩闹，吃饱吃好。

② 培养良好的饮食习惯：逐步培养正确使用食具，独立吃饭的能力。

（3）盥洗方面的目标

培养婴幼儿爱清洁，讲卫生的良好习惯。

（4）大小便方面的目标

逐步培养婴幼儿定时坐便盆和大小便时用语言要求坐便盆的习惯。

2. 动作方面的目标

（1）发展婴幼儿抬头、翻身、爬、坐、站、走、跑、钻、跳、攀登、平衡、投等粗大动作和抓、握、捏、取、放、摇、扔、捡、传递、敲击、拼、插等精细动作，逐步使婴幼儿动作平衡、自如灵敏、协调、姿势较正确。

（2）通过动作发展锻炼婴幼儿身体，增强婴幼儿活动能力，促进身体正常发育，提高对环境的适应性，增进婴幼儿健康。

3. 语言方面的目标

（1）引导婴幼儿喜欢并认真听成人讲话，逐渐能听懂并做出相关动作或词语的反应。

（2）培养婴幼儿喜欢自发发音和学发音，吐字清楚，正常发音，丰富词汇，学说普通话，敢于在同伴面前用较清楚响亮的声音讲话或念儿歌。

（3）经常给婴幼儿讲故事，让婴幼儿在听故事、看图书、听儿歌中得到乐趣。

（4）培养婴幼儿喜欢学词和学句，学习通过语言与成人和小朋友交往，能用语言表达自己的要求和愿望，并能叙述简单的事情。

（5）培养婴幼儿能回答和提出简单的问题。

4. 认知能力方面的目标

（1）采取多种方法，发展婴幼儿对视觉、触觉的感受。

（2）随月龄的增长逐步发展婴幼儿视觉、听觉和触觉的协调能力。

（3）通过对周围环境的认识，逐步发展婴幼儿的注意、观察和记忆的能力。

5. 社会性发展方面的目标

（1）发展孩子初步的自我意识。

（2）培养婴幼儿良好的情绪和与成人间眷恋亲昵的感情。

（3）培养婴幼儿喜欢与周围人接触、交往，对成人尊重，与小朋友礼貌友好相处。

（4）培养婴幼儿自己动手做事的兴趣和独立性。

6. 艺术方面的目标

艺术活动主要包括音乐启迪和美劳活动。

（1）音乐启迪的目标

① 通过音乐活动发展婴幼儿的听觉，培养听音乐的兴趣。

② 培养婴幼儿爱好音乐并对音乐有初步的感受力，记忆力，对韵律活动的兴趣和积极性。

③ 教婴幼儿学唱简单的歌曲，随音乐节拍做简单的模仿动作和游戏，初步培养对节奏的兴趣和敏感性。

④ 教婴幼儿学会听音乐走步、入座等。

⑤ 教婴幼儿初步学会唱歌、表演及进行音乐游戏的基本技能。

（2）美劳活动的目标

① 培养婴幼儿对色彩、线条的兴趣和对美工的兴趣（看、摸、画），发展婴幼儿的观察、记忆、想象和思维能力。

② 通过美工活动培养婴幼儿动手参与绘画的兴趣（涂鸦、欣赏、作画），认真、仔细和整洁的良好习惯。

③ 培养婴幼儿参与手工活动的兴趣（玩泥、玩纸、剪贴），通过美工活动，教婴幼儿学习握笔、绘画、折纸、黏贴和建筑的基本技能。

7. 对周围的形体和数的认识方面的目标

（1）通过游戏活动，教婴幼儿认识简单的形体。

（2）结合日常生活，教婴幼儿学习时间和空间等知识。

（3）通过多种形式引起婴幼儿对计算的兴趣。

（三）婴幼儿教养活动的具体目标

婴幼儿教养活动的具体目标是针对一次活动的目标。具体活动的目标应根据婴幼儿教养活动的总目标和领域目标，结合婴幼儿发展的整体发展水平，考虑个体发展的状况、问题和需求进行制订，应具体明确，具有可操作性。例如，"提高婴幼儿手眼协调能力"这样的目标就比较笼统，而"会用小勺盛物品，送到指定位置"就较具体。

二、0～3岁婴幼儿教养活动的内容

0～3岁婴幼儿教养活动的内容是实现0～3岁婴幼儿教养活动目标的载体。在内容的选择上，教师及教养人应根据0～3岁婴幼儿教养活动的目标、结合婴幼儿的年龄特点和关键经验选择适宜的内容。

（一）0～3岁婴幼儿教养活动的内容的选择

1. 早教活动内容的选择应考虑婴幼儿的年龄特点

0～3岁婴幼儿的身体各器官和系统在迅猛发展，早教活动内容的选择应准确把握婴幼儿的生理特点，根据其身体发展的不同关键期和动作发展顺序进行设计。例如，在大肌肉动作方面，11～12个月、13～15个月、16～18个月分别是走、蹲、跑的关键期，教师及教养人应设计与关键期相对应的活动，促进婴幼儿大肌肉的发展。又如，在婴幼儿小肌肉动作方面，教师及教养人应遵循小肌肉动作发展的顺序设计活动，先设计手掌抓的活动、再设计五指拿的活动、再到三指捏的活动、最后过渡到使用工具（勺子、筷子等）的活动。

2. 早教活动内容的选择应考虑婴幼儿的个别差异

由于每个婴幼儿的成长环境不同，遗传的先天差异、不同教养人的影响，其发展水平和个性特点也各有差异。教师及教养人应通过有目的地观察，了解每个婴幼儿的发展水平、个性特点和发展需要，有针对性地选择适宜的活动内容。例如，同样是穿珠子的游戏，教师应给发展稍后的婴幼儿提供厚度薄而孔大的珠子，给发展较好的婴幼儿提供稍厚而孔小的珠子。

（二）0～3岁婴幼儿教养活动的具体内容与要求

根据上述目标，0～3岁婴幼儿教养活动的内容与要求，我们仍从生活习惯、动作、语言、认知能力、与成人和小朋友的关系、美育、对周围的形体和数的认识等方面来讨论。

1. 生活习惯方面的内容与要求

生活习惯主要包括睡眠、饮食、盥洗、大小便等。

（1）睡眠方面的内容与要求

① 根据年龄和体质，决定睡眠和起床的顺序，年龄小的体质弱的婴幼儿先睡后起，午睡要脱衣入睡。

② 安排婴幼儿睡眠时，环境要安静，光线要暗淡，动作要轻柔，态度要和蔼，室温适宜，空气新鲜，被褥适合季节。

③ 婴幼儿睡前避免过度兴奋，保持稳定情绪，成人在组织睡眠过程中，用语言指导，培养与睡眠有关的独立能力。

④ 婴幼儿上床前，成人要避免将玩具和杂物带到床上。

⑤ 婴幼儿睡眠时要有专人负责并巡回照顾，及时纠正不良的睡眠习惯，睡眠不安的婴幼儿要了解情况及时处理。

⑥ 乳儿在睡前吃饱、排便，睡觉时不拍不摇不抱，培养婴幼儿自己很快入睡的习惯。

⑦ 在条件允许时，锻炼开窗睡眠。

（2）饮食方面的内容与要求

① 4～5个月培养婴幼儿自己扶奶瓶，同时开始用勺喂辅食；6～7个月培养婴幼儿学会自己拿饼干等食物吃，自己抱瓶吃奶；10个月练习用杯子喝水。

② 进餐前婴幼儿要安静休息片刻，成人要做好餐前的一切准备工作。按时开饭。

③ 培养婴幼儿餐前洗手，对吃得慢和体弱儿可先洗先吃，并有专人负责。

④ 进餐时座位固定，培养婴幼儿注意力集中，细嚼慢咽的好习惯。严禁斥责婴幼儿，保证婴幼儿情绪愉快。

⑤ 按年龄逐步培养婴幼儿独立吃饭的能力，正确使用餐具，姿势正确，理解和掌握与进餐有关的语言。

⑥ 成人要集中精神照顾婴幼儿进食，掌握好食量，少盛勤添，保证婴幼儿吃完自己的一份。

⑦ 培养婴幼儿咽下最后一口饭，离开座位，用餐巾擦嘴。

⑧ 两餐间喝水 1 次，每天保证饮水 3 ～ 4 次，婴幼儿口渴时允许随时喝水。

（3）盥洗和穿脱衣服方面的内容与要求

① 根据不同年龄和季节定期给婴幼儿洗头和洗澡、剪指甲、理发，注意水温。

② 盥洗时要用流动水，教婴幼儿逐步学会使用肥皂、毛巾、用语言启发和帮助婴幼儿学会正确的盥洗方法。

③ 在示范讲解和帮助下，使婴幼儿逐步学会穿脱衣服，解系纽扣和系鞋带。

④ 婴幼儿的衣服、盥洗用具要专用，被褥定期要晾晒，毛巾每天要消毒。

（4）大小便方面的内容与要求

① 婴幼儿大小便时应有专人照顾，每次坐便盆时间不宜超过 5 分钟，便后查看大小便情况，发现异常及时处理。

② 8 个月开始学习坐便盆，一岁半以前的婴幼儿一方面要在固定的时间坐便盆，同时要提醒婴幼儿坐便盆。一岁半以后的婴幼儿培养他们自动要求坐便盆，两岁半以后学会自行坐便盆。

③ 培养婴幼儿在固定的地方大小便，坐便盆时不能吃食物或玩玩具，不用手摸便盆。

④ 掌握每个婴幼儿小便的规律，随时提尿，减少尿裤、尿床，逐步培养婴幼儿控制排尿的能力。

⑤ 便盆以白色为宜，口径适度，每天消毒 1 ～ 2 次。

2. 动作发展方面的内容与要求

婴幼儿动作发展可分为大肌肉动作的发展和小肌肉动作的发展。这两方面的内容与要求具体见第四章第二节。

3. 语言方面的内容与要求

（1）0岁～1岁半

① 2个月的婴幼儿逗他时伴着微笑能发出声音。

② 三四个月的婴幼儿能咿呀学语，逗引他时能大声笑。5个月会拉长声发喉音，能将头转向叫他名字的人，成人与婴幼儿说话时，有手脚不断活动的反应。

③ 6个月的婴幼儿能发出较复杂的声音，用不同声音表示不同反应，能分辨和蔼与严肃的表情和声音。

④ 7～8个月能发出"ba""ma"等音节，有理解简单语言的能力，如能用眼睛找所问的东西，能做简单的回答性动作，比如说再见知道摆手，不要的东西就摇头。

⑤ 9～11个月能认识常见的人和物、会模仿叫"爸爸""妈妈"。

⑥ 1岁～1岁3个月会用单词表达要求，会主动叫"爸爸""妈妈"。1岁3个月～1岁半会说一些简单的词，如"再见""给我""不要"等，会说出自己的名字，对不会说的词句有时会用表情来代替，认识自己的床位和衣服。

成人要经常和婴幼儿说话，给他唱歌或听一些音乐，发展婴幼儿的听力，逗引婴幼儿微笑。

成人和婴幼儿讲话时，要引导婴幼儿咿呀学语，手脚不断活动。培养婴幼儿对声音的反应，能将头转向发音的方向，逗引婴幼儿发音回答。

成人用温柔的声音表示鼓励，用严肃的声音表示禁止。培养婴幼儿分辨声调。

培养婴幼儿理解语言的能力，引起婴幼儿用语声和动作回答。例如，指出某一物品，或熟悉的人在哪里，训练婴幼儿会用眼睛找或用手指出，培养婴幼儿在成人提醒下，做一些简单的动作。

对婴幼儿进行语言发展的训练，通过日常生活所接触的物品和动作，他可以理解这个单词的意义，并逐步发展对各种声音的模仿。培养婴幼儿模仿成人的发音，从发单音到学成人重复一些音节，如"爸爸""妈妈"。启发婴幼儿用单词表达自己的愿望，引导婴幼儿称呼亲近的人。通过日常生活所接触到的事物，引导婴幼儿将语言与实物或动作联系起来。利用玩具、图片及游戏等方式发展语言。

（2）1岁半～2岁

① 理解成人语言，培养婴幼儿说话能力，说出较多的语句。

② 学会模仿正确发音，积极用语言和小朋友及成人交往，能用语言调节自己的行为。

③ 学会简单的儿歌 3～5 首（每首 4 句，每句 3～5 个字），能说 4～6 个字组成的句子，掌握词汇 200 个左右。

④ 观察事物时能集中注意力 5～10 分钟，听完故事后能说出故事中的主要人物。

⑤ 对语言发展较为迟缓的婴幼儿做个别指导，启发、鼓励，多给练习机会，使其语言发展达到一般水平。

（3）2 岁～2 岁半

① 学习正确发音，能模仿成人说普通话，能使用简单的名词、动词、代词和形容词，掌握词汇 680 个左右。

② 逐步教婴幼儿发出较困难的和容易发错的字音，如舌根音"哥哥"，舌尖音"兔"，舌尖前音"手"和舌尖后音"师"等。

③ 培养婴幼儿注意力集中 8～10 分钟，能初步理解简单故事和儿歌内容，能在成人启发帮助下，说出故事中的主要人物和主要情节。

④ 学会儿歌 4～5 首（每首 4～6 句，每句 5～7 个字）。能说出 6～7 个字的短句（主要是陈述句），使用疑问句、祈使句、感叹句的情况也有所增加，偶见复句，句子意思较之前完整。

⑤ 启发婴幼儿提出和回答问题，避免以手势来代替语言，成人要认真回答婴幼儿的提问，同时要注意培养婴幼儿发音清楚，用语准确。

⑥ 通过一日生活各项活动，发展婴幼儿语言能力，创造条件扩大婴幼儿眼界，使他们多听、多看、多说、多问、多想。

（4）2 岁半～3 岁

① 教婴幼儿正确运用词类说出较复杂的句子，鼓励婴幼儿用语言表达自己的愿望，使语言成为成人与婴幼儿相互间交往的工具。

② 成人教婴幼儿学说普通话。

③ 进一步丰富词汇，扩大婴幼儿对副词、连词等虚词的理解，能用简单的句子表达自己的愿望并回答成人的提问。

④ 培养婴幼儿注意力集中 10～20 分钟，当成人多次重复讲 1 个故事以后，婴幼儿在成人启发帮助下能复述故事的内容。

⑤ 学会儿歌 4～5 首（每首 6～8 句，每句 6～8 个字）。能说 10 个字组成的句子，掌握词汇 1150 个左右。

4. 认知能力方面的内容与要求

（1）0～5岁

① 2个月眼睛能随物移动，注视成人的脸及鲜艳的玩具和吸引他的动作。

② 3～5个月开始把视线从一种物体转移到另一种物体。5个月会玩藏"猫猫"，知道找声源。

③ 6个月对周围环境感兴趣，能注视周围更多的人和物。对不同的事物表现出不同的表情，不喜欢陌生人抱。9个月会找当面藏起来的人或物体。

④ 10个月开始对自己感兴趣的事物能做较长时间的观察，喜欢看鲜艳的玩具和图片，特别喜欢红颜色。

把视线吸引到色彩鲜艳的玩具上，引导婴幼儿视线随玩具移动。成人每次接触婴幼儿时，态度亲切和蔼，吸引婴幼儿注视。创造多种发展观察力的条件，使婴幼儿醒时能看到成人和周围的物体，做简单的游戏，发展婴幼儿的认识能力。

引导婴幼儿观察周围的一切事物，培养婴幼儿模仿所看到的某些事物的声音和动作。

（2）1岁半～2岁

① 认识周围的人及人体的基本组成部分，如头、眼、耳、嘴、鼻、手、脚等。

② 认识一些日常生活用品和衣物。

③ 认识周围环境，记住自己的座位、床位、毛巾标记。

④ 认识常见的几种交通工具及蔬菜、水果的名称。

⑤ 认识常见的家禽及动物的名称。

⑥ 认识红颜色，认识圆形。

⑦ 认识自然现象，如出太阳、刮风、下雨。

（3）2岁～2岁半

① 认识周围较多的人，能正确称呼并懂得尊重成人。

② 认识人体各部位，如牙齿、舌头、手指、脚趾等。

③ 认识日常生活用品，知道名称及用途。

④ 认识海、陆、空交通工具。

⑤ 认识常见蔬菜品种，知道其名称及简单特征。

⑥ 认识常见水果品种，知道其名称及简单特征。

⑦ 认识常见颜色：红、黄、绿等颜色。认识三角形，正方形。

⑧认识常见动物，知道其名称和简单的外形特征。

⑨认识白天、晚上。

⑩认识自然景象：下雪、打雷等。

（4）2岁半～3岁

①认识家庭成员，知道父母的名字。

②认识成人的劳动，尊重成人。

③认识各种交通工具，知道其名称和用途。

④介绍节日，如"六一"儿童节，"十一"国庆节，"三八"妇女节等。

⑤认识时间、空间，能区分上、下、前、后，里面、外面等。

⑥认识红、绿、黄、蓝、白、黑颜色及长方形。

⑦认识数种动物并能说出其名称及简单的外形特征。

⑧初步认识春、夏、秋、冬四季。

5. 与成人和小朋友的关系方面的内容与要求

（1）0～1岁

①2～3个月，大部分醒着的时间都在快乐的状态中，对经常照顾自己的人特别注视，快乐时会微笑，3个月还会发出笑声，会用声音应答。

②4～5个月对人持有选择的态度。

③6～7个月，开始能表示愉快或不高兴等情感，喜欢接近亲近的人，开始认生。

④8个月以后开始辨别严肃与和蔼的声调，并表现出不同的反应。

⑤10个月以后喜欢自己活动，会用面部表情，手势和简单的语言与成人交往。表扬时表示高兴，批评时表示不愉快。

⑥1岁以后开始对其他婴幼儿感兴趣，能共同玩一会儿，会保护自己手中的玩具。

（2）1岁半～2岁

①具有初步的是非观念，在成人的启发下懂得帮助小朋友。

②在成人提醒下，会问"早""好"、说"再见"。见到不同的人会打招呼。

（3）2岁～2岁半

①懂得同情安慰别人，爱护小朋友。

②对人有礼貌，见不同的人主动打招呼。

③成人要以身作则，对婴幼儿进行正面教育，不要斥责和恐吓。

（4）2岁半～3岁

① 具有较初步的独立生活的能力，能在成人帮助下独立吃饭、大小便、穿脱衣服等。

② 初步懂得遵守纪律，热爱劳动。

6. 美育方面的内容与要求

美育主要包括音乐启迪和美工活动。

（1）音乐启迪方面的内容与要求

1岁半～2岁

① 培养婴幼儿能安静地、精神集中地听音乐的习惯。

② 引导婴幼儿唱歌，随音乐做出简单的动作，如拍手、点头、搓手、洗脸等，并表现出快乐的表情。

③ 学唱简单的歌曲2～3首，音域不超过5度。

④ 学做音乐游戏2～3种，逐渐有一些表演动作。

2岁～2岁半

① 培养婴幼儿在欣赏歌曲的基础上能随成人唱完一首歌，培养婴幼儿齐唱、独唱，逐步发展为表演唱。

② 培养婴幼儿能随音乐模仿成人做简单的动作如举臂，叉腰。

③ 欣赏歌曲4～6首，学会婴幼儿歌曲4首，音域不超过5度。

2岁半～3岁

① 学听前奏。能完整地听一首歌曲，培养婴幼儿粗略理解歌曲内容和名称。

② 培养婴幼儿随音乐节奏做动物的模仿动作及一些舞蹈动作如踏步、翻腕等。

③ 欣赏歌曲7～10首，学会婴幼儿歌曲4首，律动3个，音域在5～6度。

（2）美劳活动的内容与要求

1岁半～2岁

① 初步认识笔和纸，说出名称。

② 在成人指导下，初步学会握笔，在纸上随意画。

③ 能把纸折成两折或五折。

2岁～2岁半

① 要求握笔正确，能模仿成人画横竖线条、弧线和圆。

② 用纸折方形、三角形，边角基本整齐。

③ 让婴幼儿欣赏成人捏泥土，同时认识泥和泥工板，并说出名称。

2 岁半～3 岁

① 在掌握画横、竖线和圆的基础上，学会模仿画"气球""下雨"等。

② 折简单的纸工，要求边角整齐，如正方形、长方形、扇子、风琴等。

③ 用泥团成圆球，搓成面条或压成圆饼。

④ 初步学会黏贴，即把由成人涂好浆糊的剪纸贴在白红纸上。

7. 对周围的形体和数的认识方面的内容与要求

（1）1 岁半～2 岁

① 让婴幼儿知道"1"和"1 个"。

② 认识圆的、大的、小的。

（2）2 岁～2 岁半

① 认识"1"和"许多"。

② 认识"三角形""正方形"。

③ 知道"上""下"。

④ 初步知道"白天""晚上"。

（3）2 岁半～3 岁

① 知道 1 个再添上 1 个是 2 个。

② 学会 1～5 的数数，能手口一致对物数数 1～5，并知道所数物数量的总和。

③ 认识长方形，区别长短。

④ 知道"白天""晚上"。

第二节　0～3岁婴幼儿早期教养活动的组织与实施

婴幼儿教养活动的组织与实施，主要是在早期教养机构和家庭中进行的。

一、早期教养机构中教养活动的组织与实施

早期教养机构中教养活动的组织与实施以婴幼儿潜能开发与个性和谐发展为出

发点，以教师与教养人平等对话、和谐沟通为基础，以激发兴趣、积极引导为实施重点，以养成习惯、全面发展为活动过程的落脚点。由于早期教养机构中教养活动的组织与实施对象基本是3岁以前的婴幼儿和他们的教养人，其活动时间、活动形式、指导方式等方面与幼儿园的教育活动有明显不同。

（一）早期教养机构中教养活动的组织形式

早期教养机构中教养活动的组织形式可以从不同的角度划分。

1. 根据参与活动的人数划分

从参与活动的人数分，可将早期教养机构中的教养活动分为集体活动、小组活动和个别活动。三种形式可以相互结合、灵活运用。当参与对象的月龄段不同时，多采用分组开展活动，进行小组指导。

2. 根据参与活动的时间划分

从参与活动的时间分，可将早期教养机构中的教养活动分为小时制早教活动、半日制早教活动和周末制早教活动。小时制早教活动指婴幼儿在教养人的陪同下，在早教机构中参与 1 ～ 2 小时的早教活动。半日制早教活动指婴幼儿在教养人的陪同下，在早教机构中参与半日的早教活动。周末制早教活动指教养人与婴幼儿在周末的时间参与早教机构组织的早教活动。

3. 根据活动开展的模式划分

从活动开展的模式分，可将早期教养机构中的教养活动分为"走出去"和"请进来"两类。"走出去"的活动指早教机构的教师走进社区开展多种性质的早教活动的服务，如入户指导、玩具图书馆、流动大篷车、社区活动站等。"请进来"的活动指早教机构的环境、玩具等各种资源定期或不定期向社区开放，可以有父母讲堂、育儿咨询、妈妈沙龙、亲子游戏等多种形式。

（二）早期教养机构中教养活动的环节安排

早期教养机构中教养活动的环节可以安排相对固定的几个环节。开始，当婴幼儿在教养人的陪同下从家里来到早教机构，可以适当安排些自由活动。婴幼儿可以自主选择各种玩具，这对婴幼儿来说是一个简短的适应和过渡时间，也便于教师与教养人沟通交流，便于教师观察婴幼儿的情绪及行动表现。正式的活动过程可以安排如下版块：问候时间、精细动作时间、艺术活动时间、亲子游戏时间。

1. 问候时间

问候时间在于融洽气氛，是大家相互熟悉的环节，可以锻炼幼儿的胆量，增强他们的口语表达能力和对自我的认识，促进他们的社会性发展。为了增加活动的趣味性，问候的形式可以采用谈话的形式，也可以采用游戏的方式。如玩传球的游戏，球传到哪个宝宝手里，哪个宝宝就站起来向大家问好，介绍自己的名字。问候时间我们与活动主题相衔接，也可与当日主题结合，如主题"蝴蝶飞飞"活动中，老师用了一只会飞舞的玩具小蝴蝶，蝴蝶飞到谁的身边，谁就站起来向大家自我介绍。

2. 精细动作时间

此环节可通过不同的活动方式提高婴幼儿的手眼协调能力和动作的准确性，促进婴幼儿手部精细动作的发展，如拧、夹、舀、倒等操作活动和折、画、撕、黏等美工活动。

3. 艺术活动时间

此环节教师可以安排一些音乐活动，引导婴幼儿随音乐做动作，培养婴幼儿的音乐节奏感，发展婴幼儿的模仿力及表现力。

4. 亲子游戏时间

开展亲子游戏，教师需事前进行周密的游戏筹备工作：制订活动计划，设计活动方案，准备好游戏材料，提前发放通知给家长，告知游戏地点、目标、内容、程序、注意等事项。游戏开展过程中应激发婴幼儿兴趣，向家长说明游戏内容、操作方法、注意事项等。游戏结束应总结归纳，与家长一起反思评价。

> **活动案例 7-1　2~3岁亲子教案：糖果宝宝**
>
> **一、点名游戏**
>
> 活动目标：熟悉自己和朋友的名字，感受友好的集体氛围。
>
> 活动过程：
>
> 1. 家长带宝宝面向教师席地而坐成一个半圆，宝宝坐在家长的前面，教师坐在宝宝的对面。
>
> 2. 教师自我介绍："各位家长、宝宝，大家好！我是××老师。"向宝宝

挥手说:"宝宝好!宝宝也挥手向老师问好好吗?请家长握住宝宝的小手挥一挥,和老师打个招呼吧!"

3. 介绍"唱名游戏":"老师也想认识一下宝宝,我们玩个找朋友的游戏!"教师边拍手边唱歌曲,唱到"找到一个好朋友"逐一与宝宝握手,"宝宝、宝宝,叫什么?"家长握住宝宝的小手,边拍手边有节奏地回应"我叫 | ×××|",教师带动其他家长和宝宝一起拍手说"××× | ××× | 欢迎 | 你一|"。

二、认知活动:糖果宝宝

活动目标:

1. 认识三种糖果,能说出糖果的名称。

2. 会念儿歌《糖宝宝》。

3. 知道要保护牙齿,不能吃太多糖。

活动准备:教师准备三种糖果,大白兔奶糖、棒棒糖、棉花糖若干。

活动过程:

1. 摸糖果

(1)教师出示布袋:"宝宝,你们看,这是什么呀?布袋里面藏着什么呢?谁来摸一摸?"

(2)教师请宝宝们说一说摸到的是什么糖果。

2. 认识糖果

(1)教师分别出示糖果,引导宝宝认识糖果的主要特征,说出糖果的名称。

(2)宝宝自由发言。(家长鼓励宝宝从软硬、颜色、形状、包装等上面进行比较,能够大胆地表述自己的发现。)

3. 学习儿歌《糖宝宝》

(1)教师朗诵儿歌"花纸包里,有个宝宝,剥开尝尝,宝宝变小。"

(2)家长和宝宝一起学习朗诵儿歌。

4. 糖果尝一尝

(1)尝一尝甜不甜,闻一闻香不香。

(2)请幼儿吃颗奶糖,现场感受糖宝宝变小的过程。嘴巴里的糖果有什么变化吗?(变小了)

(3)糖果好吃吗?平时我们吃了很多很多的糖果牙齿会怎么样啊?(家长引导宝宝说一说)

三、精细活动：涂色《我给糖果穿新衣》

活动目标：

1. 给自己喜欢的糖果涂色，掌握来回一个方向涂色的技能。

2. 保持画面的整洁。

活动准备：蜡笔、画好糖果轮廓的纸若干、示范画。

活动过程：

1. 激发宝宝兴趣

（1）宝宝，刚才的糖果好吃吗？你最喜欢吃什么糖果呀？

（2）你想不想给糖果宝宝穿上漂亮的新衣服呀？你们看！教师出示范画（没有涂色的糖果）。

2. 教师讲解示范

（1）你想给这个糖果宝宝穿上什么颜色的衣服啊？

（2）我们可以请蜡笔来帮忙，教师用来回一个方向涂的方法涂上红颜色。让宝宝知道用同样方法可以再涂上绿色、黄色。

（3）其他糖果宝宝也想穿漂亮的衣服呢，请宝宝和爸爸妈妈一起帮助它，好吗？

3. 家长协助宝宝取操作材料并操作涂色

（1）向家长提出指导要求：注意引导宝宝用正确的方法握蜡笔、学习来回一个方向涂色。

（2）家长协助宝宝取蜡笔，并放回到固定的地方。

（3）教师逐一观察家长和宝宝的操作情况，做好适时指导，不干预宝宝的操作，不包办代替，适时给予宝宝帮助和肯定。

（4）提醒家长和宝宝一起收拾操作用具，并协助宝宝将操作材料送回原处。

（三）早期教养机构教养活动中的角色定位

在早期教养机构教养活动中，幼儿、家长、教师都是活动的参与者，只有将三者的角色定位好，才能真正实现早期教养机构教养活动的目标。

1. 幼儿是主角

早期教养机构教养活动的设计、材料的提供以及在活动中的组织都需要按照幼儿的年龄特点和发展现状来进行，应保证幼儿在活动中是主动、积极的。

2. 教师是导演

教师要创造性设计和选择适宜的亲子活动，使早期教养机构教养活动有效地进行。

3. 家长是配角

家长是支持者、合作者、观察者，家长用自己的热情感染孩子，做孩子的玩伴，在活动中不包办代替，尊重孩子在菜单选择中的意愿，并给予积极的支持，要尽可能多地给孩子提供锻炼的机会，培养他们的独立性。另外，家长要善于观察，了解孩子在活动中的表现，发现孩子的特点，以利于今后采取更有效的教育措施。

（四）早期教养机构教养活动的组织与实施要求

（1）营造清洁、安全、温馨的家庭式环境，提供方便、柔和、易消毒的生活设施，创设温馨宁静的睡眠环境，保障婴幼儿身心健康和谐地发展。

（2）充分考虑给婴幼儿留有足够大的活动空间，创设爬行自如的、适合进行独自活动、与同伴平行活动及小群体活动的空间。空间要有相对开放的区隔，隔栏要低矮。物品放置取用方便、有序，有相对的稳定性。

（3）提供数量充足的、安全的、能满足多种感知需要的玩具和材料。玩具材料应逐步提供，并以开放的形式呈现，给婴幼儿以舒适随意之感，便于自由选用。

（4）关注每个婴幼儿对玩具材料的不同需求，充分利用生活中的真实物品，挖掘其内含的多种教育价值，让其在摆弄、操作物品中，获得各种感官活动的经验。

（5）观察了解不同月龄婴幼儿的需要，把握其情绪变化，尊重和满足其爱抚、亲近、搂抱等情感需求，给予悉心关爱。

（6）观察婴幼儿的活动过程，及时捕捉和记录其行为的瞬间，用个案记录和分析的方法，因人而异地为其发展制订个性化的教养方案及成长档案。

（7）尊重、顺应婴幼儿自然的生理节律，加强生活护理，用一对一的方式帮助和指导盥洗。随着月龄的增长，支持、鼓励其自己动手。

（8）以蹲、跪、坐为主的平视方式，与婴幼儿面对面、一对一地进行交流。成人的语速要慢，语句要简短、重复，略带夸张。关注婴幼儿的自言自语，在自愿、自发的前提下，引导其多看、多听、多说、多动，主动与其交谈。

（9）随着婴幼儿月龄的增长，适当创设语言交流、音乐感受及肢体律动等集体游戏的氛围，引发其模仿学习。用轻柔适宜的音乐、朗朗上口的儿歌、简短明了的指导语组织日常活动，让婴幼儿体验群体生活的愉悦。

（10）日常生活中各环节的安排要相对固定，内容与内容间要尽可能整合，同一内容应多次重复，但一项内容的活动时间不宜过长。活动方式要灵活多样，以个别、小组活动形式为主，尽可能多地把活动安排在户外（环境条件适宜的地方）进行。

（11）开展家园共育，指导家长开展亲子游戏、亲子阅读等活动，为婴幼儿的发展提供丰富多元的教育资源。

（12）为不同月龄婴儿的父母提供早期教养服务。在尊重家长不同教养方式的前提下，给予生活养育、护理保健等方面的科学、合理的育儿指导。

二、家庭中教养活动的实施

家庭是社会的基本单位，也是一个人接受教育的第一场所。如果一个人从小就接受到良好、全面的教育，那么他成为一个社会人之后就是一个鲜活、健康的社会细胞分子。

（一）家庭中教养活动实施的要点

（1）创设温度适宜、空气新鲜、光线柔和的睡眠环境，保证充足的睡眠时间，逐渐帮助孩子形成有规律的睡眠。

（2）为孩子提供卫生、安全、舒适、充满亲情的日常护理环境和充足的活动空间，形成良好的秩序感。

（3）充分利用阳光、空气、水等自然因素，提供较大的、安全的活动空间。选择空气新鲜的绿化场所，开展适合孩子身心特点的户外游戏和体格锻炼，尤其保证冬季出生的孩子接受日光浴的时间，提高对自然环境的适应能力。

（4）根据孩子不同月龄的特点，提供安全卫生、刺激感知觉的、满足其活动需要的材料或玩具；提供能够发展孩子联想的日常生活用品、图片、自制或成品玩具。活动中细心照看。

（5）重视母乳喂养，参照月龄，按孩子需要提供适量奶、水，逐步添加辅食及生长发育所需的营养补充剂。逐渐提供适宜孩子锻炼咀嚼、吞咽能力的半流质食品和方便其手抓的固体食品，锻炼其咀嚼及吞咽能力。注意个别差异。

（6）在家庭中应在相对固定的区域提供干净卫生的坐便器，悉心观察孩子的便意，给予及时的回应。教会孩子用动作或语言主动表示大小便，逐步养成定时排便的习惯。

（7）保护孩子的眼睛，注意室内光线，经常移动玩具摆放的位置，防止其斜视等。注意观察孩子凝视物体时的眼神，发现异常要及时就诊。

（8）注重孩子的口腔卫生，按不同月龄用纱布或专用牙刷，为其按摩牙床或清洁口腔。

（9）提供保暖性好、透气性强、安全适合、宽松的棉织衣物和大小合适、方便穿脱的鞋袜。

（10）提供练习生活技能的机会，鼓励孩子自己动手，如手扶奶瓶、吃饭、学习穿脱衣裤和鞋袜，对其依靠自己努力的行为表示赞赏。

（11）父母应保证每日有一小时以上的时间与孩子进行情感交流，如目光注视、肌肤接触、亲子对话等。学会关注、捕捉孩子在情绪、动作、语言等方面出现的新行为，做到及时回应，适时引导，满足孩子的依赖感和安全感。

活动案例 7-2　活动名称：叫叫宝宝（听觉训练）

活动目标：

1. 训练宝宝对声音的反应能力，并能通过听觉来对应人的位置。

2. 培养宝宝的视觉追踪观察能力。

3. 激发宝宝活泼愉快的情绪并增进亲子间的感情。

环境创设：宝宝喜欢的玩具或小铃铛。

互动过程：

1. 宝宝平躺时，爸爸、妈妈走到婴儿床边叫宝宝的名字。

2. 必要时，可连续叫宝宝的名字，直到宝宝的眼睛或头转向发出声音的人。

3. 走到婴儿床的另一侧再叫宝宝的名字。

4. 轻轻抚摸宝宝的身体，同时看着宝宝的眼睛微笑，再叫宝宝的名字。

（12）提供丰富的语言环境，伴随具体的环境和动作，在日常生活中随时随地用简明清晰、生动形象的语言与孩子进行交流。

活动案例7-3　活动名称：学说话

活动目标：

1. 培养宝宝注意力及模仿能力，为今后的语言发音打下良好的基础。

2. 培养宝宝的愉快情绪，逗引宝宝发音，增进亲子之情。

活动准备：磁带（一些交通工具和和其他物品发出的声音）。

互动过程：

1. 听磁带，感受各种声音。

2. 家长有意识地发出 da、da、da…ma、ma、ma…声音，引导宝宝发声。

3. 当宝宝咿呀说话时家长重复宝宝发出的声音和他交流，鼓励宝宝发出更多的声音。

（13）选择适合孩子阅读的图书和有声读物，多给孩子讲故事、念儿歌，进行亲子阅读，并鼓励孩子用语言大胆表达。

（14）让孩子倾听和感受不同性质、多种类型的音乐，注意播放音量、次数适度。经常与孩子一起唱童谣、歌曲。引导孩子感受音乐时表现各种动作。关注其对声音的反应，发现异常及时就诊。

（15）提供多种材料，鼓励孩子大胆涂画、撕贴，对其表现出的想象力和创造力表示赞赏。

（16）收集日常生活中的物品，提供适合的玩具，经常和孩子一起做游戏，满足其角色扮演的愿望，鼓励孩子的自主行为，激发其探索周围生活的兴趣，帮助其积累各种感知经验。

（17）创设与周围成人接触和与同龄、异龄伙伴活动的机会，帮助孩子感受交往的愉悦，积累交往的经验。

（18）注意观察和顺应孩子的情绪，理解 7～12 个月的孩子怕生、25～36 个月的孩子出现情绪不稳定是正常现象，提供其表达情绪情感的机会。

（19）选择身心健康、充满爱心、仪表整洁、具有一定育儿知识技能的照料者。

（20）家庭与育儿机构之间、家庭成员相互之间及时沟通，相互协调，保持教养要求、方法的一致性。

（21）家长应具备保健的基本知识和技能，在家庭中设置并经常清理"儿童保健药箱"，及时处理意外突发的小事件。掌握儿童急救医疗地点和联系方式，发生意外时及时求助，保障孩子健康安全成长。

（22）定期为孩子进行体格发育检查，预防接种。利用现代通信技术和社区卫生、教育、文化等资源，主动了解育儿知识，并参加育儿讲座、咨询等各种学习活动。

拓展阅读——各月龄段婴幼儿训练方案

（二）家庭中亲子游戏活动的开展

💡 思考讨论 7-1

1. 和父母亲玩过的游戏中，你印象最深刻的是什么？

2. 你觉得游戏对亲子关系有没有影响？有什么影响？

亲子游戏是家庭内父母与孩子之间，以亲子感情为基础而进行的一种活动，是亲子之间交往的重要形式。亲子游戏不仅能增进父母与孩子之间的感情，更能从这些游戏当中，帮助宝宝智力发育、培养其思考能力、促进孩子的认知能力以及社会交往能力，还可以给整个家庭带来欢乐。所以，每天陪着孩子做一些小游戏，是家长与宝宝之间"交往"的最好方式。

1. 创建良好的亲子游戏环境

游戏需要具备一定的环境，这样孩子在自己的小天地里才敢放心大胆、无忧无虑地玩，也只有提供合适的游戏环境，孩子才能充分发挥想象，充实游戏内容。父母也可以在游戏环境中将多种学习活动与孩子的游戏融为一体，寓教于乐，寓教于游戏。家长怎样利用现有条件在家中为孩子布置游戏环境呢？

第一，婴幼儿在亲子游戏时需要良好的物质环境，更需要一个温馨、和谐、民主、平等的心理环境。在与幼儿进行亲子游戏时，家长应该摆平心态，只有这样，家长才会对孩子有一个正确的期望值，从而科学地做亲子游戏。

第二，家中房间如果宽裕的话，可专门给孩子提供一间游戏房，便于孩子在自己的小天地里玩各种各样的游戏。

2. 选择适合的亲子游戏种类

亲子游戏的内容是丰富多彩的，不同年龄段的亲子游戏是不同的，下面简单介绍一些适合不同年龄段孩子玩的游戏种类。

（1）0～1岁半的亲子游戏

卷春卷——把孩子用毛毯卷起来，卷完了再重新展开，如此反复。卷起来后还可鼓动并协助孩子爬出来，孩子一旦成功爬出来，立刻把他快乐地抱起，高高地举过头顶，给予喝彩和赞赏。

俏眼睛——有些触觉反应过度或反应迟钝的孩子，特别对面部触碰有强烈的抵抗反应。对这样的孩子可以面对面坐着，或让孩子头枕父母的大腿躺着，看着孩子的眼睛，边观察孩子的反应，边进行游戏。

此外，选择一些训练动作的游戏内容，进一步巩固孩子的走、跑、跳的动作，并教他们正确的方法，帮助纠正错误动作，如"追小球""小兔跳"，同时也可选择合适的游戏，促进孩子钻、爬、平衡等动作的发展，如"钻山洞""小狗爬""过小桥"等。注意日常生活中语言的培养，利用一切机会和孩子说话并纠正孩子错误的语言表达，引导孩子连贯、完整、清楚地说出句子，表达意思。

（2）1岁半～3岁的亲子游戏

角色游戏——扮家家酒、开汽车、开火车、学医生看病等。当扮演医生的婴幼儿穿上白大褂，戴上听诊器，一本正经地给扮病人的孩子听心脏、打针吃药时，他们体验了去医院看病的全部过程，玩过这种游戏的孩子真去医院看病时，就很少害怕或嚎啕大哭了。

智力游戏——玩纸牌、拼板、分辨声音等。以纸牌为例，纸牌可根据需要自制，如果想培养孩子辨别颜色，则可在牌面涂上各种颜色，用涂色面排成行，然后和孩子一起比赛，看谁能最快地把同色的牌成对拿出来。这种比赛的形式使孩子很有兴趣，有助于训练孩子的记忆力。

建构游戏——婴幼儿通过手的操作，把一个个零散的、可塑的没有呆板的规则限制的建构材料（如积木、雪花插片、积塑、胶粒玩具、废旧的纸盒、塑料瓶、冰棍棒等），根据自己的愿望去想象、构思和建构，以最大限度地发挥婴幼儿的主动性和创造性。这些游戏不仅能促进婴幼儿认知、操作、美感等多方面的发展，而且也使得幼儿的思维活跃、记忆深刻、想象丰富。

音乐体育游戏——赛跑、过独木桥、钻圈、捉迷藏或伴随音乐做操、随音乐节律演奏打击乐等。这些游戏将可发展孩子的动作，协调全身动作，提高音乐感、节奏感。

3. 当好亲子游戏的策划引导

首先，在玩不同种类的游戏时，家长要扮演不同角色。例如，角色游戏是婴幼儿主动、自愿的游戏，婴幼儿是游戏的主人，因此家长只能从支持者和参谋者的角度来促进游戏，在指导时，以间接的指导方式为主。在游戏中，家长可参加到游戏中并担任角色，以角色的身份通过语言或动作示范，促进游戏的开展；在玩建构游戏时，家长应作为观众，要让孩子自己设计、自己动手操作来玩，对孩子设计的作品表示赞赏，在孩子遇到困难时给予鼓励；在玩智力游戏时，家长应作为引导角色，孩子是解决问题的主导者，家长作为智者可以从旁启发引导。

其次，鼓励孩子尝试着玩多种游戏活动。因为不同的游戏对孩子身心各方面发展有着不同的作用，如角色游戏主要让孩子有初步的角色意识，运用玩具、材料来扮演自己熟悉和感兴趣的角色，会模仿角色的典型行为和语言，学习初步的社会交往；建构游戏主要培养孩子结构概念，掌握各物体的结构特征，熟悉结构材料和性能，培养孩子的空间方位感、逻辑思维能力及动手操作能力；智力游戏主要是开发孩子的智力和创造力，丰富孩子的科学知识。所以，家长应多鼓励孩子尝试玩多种游戏活动。

拓展阅读

（三）家庭中亲子阅读活动的开展

亲子阅读是一项教养者与孩子一起阅读的活动，通过阅读让孩子养成阅读的兴趣和习惯，将阅读变成孩子生活中必不可少的一部分，让阅读成为孩子的一种快乐、一种享受。以此来培养孩子爱阅读、会阅读、乐阅读的习惯。

那么，作为教养者应如何引导孩子进行阅读？

1. 创设温馨的亲子阅读环境

一个温馨舒适的阅读环境能激发孩子阅读的兴趣，产生主动阅读的愿望。家长在家中应给孩子留一个属于孩子自己的舒适惬意而又童趣化的阅读空间，可以是一个相对独立、光线充足、安静而又舒适温馨的一角。

首先，可以和孩子一起设计布置，让孩子选择自己喜欢的卡通图案的地毯铺在地上，并放置一个高度适宜孩子随意选取自己喜爱的书籍的书柜，还要准备几个颜色柔和又柔软的靠垫，以便孩子和家长阅读时可以舒适地靠在上面。家长在和孩子阅读时，年龄小的孩子，家长可以把他抱在胸前，大点的孩子可以让他们坐在旁边靠着教养者，家长用手抚摸孩子的手或头，用轻声的言语和深情的眼神，让孩子能感受到你深深的爱，产生一种安全感和亲切感，有利于孩子对阅读活动本身也产生兴趣。

其次，墙壁上可用孩子与家长共同制作的装饰物进行美化，但是环境切忌布置的太花哨，不要给孩子有凌乱的感觉，而应是美观、整洁、大方、又富有童趣。使整个空间充满着浓郁的知识性和趣味性。让孩子喜欢上它，只要一进入这个空间就会有阅读的欲望。

最后，为了督促孩子的阅读，家长可以在书柜边上和孩子一起设计一张阅读记载表，每天有固定的半小时左右的亲子阅读时间，可以是睡觉前或是晚饭后，并让孩子用自己的方式如符号、简单的文字、图画等来记录每天阅读的内容和一些收获。

2. 选择合适的亲子阅读材料

在选择阅读材料之前家长要清楚你的孩子是处在哪个时期，他们需要什么类型、什么内容的书。另外，选书时首先要考虑的是孩子，以孩子为本位，掌握适龄的原则，根据孩子的发展需求来选书。

（1）家长在和孩子一起去购书时应做好一些工作。首先，要思考孩子前一阶段阅读的情况，分析孩子的阅读兴趣点，以确定购买什么样的书，再和孩子一起商讨，给孩子一个选择书的参考意见，让他们觉得是自己要买这些书。其次，为了不削弱孩子购书的热情，家长要了解一下这类书在书店的什么地方，避免带孩子去选书时长时间到处乱转。同时也可和孩子一起了解书店里书籍的归类和摆放规律，让孩子学会购书的技能。最后，书买回后，就可以和孩子说："小宝贝，让我们一起来看看你买的书吧"。孩子便会带着这种成就感和满足感读这些书，怎么会不兴趣十足呢？

（2）在图书的选择上，一般来说，为0～3岁宝宝选择的图画书画面较大、色彩鲜明、容易吸引注意；题材以童话、故事、儿歌类为主，内容与宝宝生活或与动物有关，简单有趣，能吸引宝宝继续看下去，并同时有发挥想象力和创造力的机会，文字正确优美且读起来郎朗上口，简短而重复。另外，选择阅读材料的纸要厚且结实，字号要大，字数要少，以图画为主线。按月龄分如下。

7～9个月：宝宝需要耐用的书，让他们可以自由地翻阅。例如，布质书，封面为软塑料或油布的书，书页边缘用布制作或加护封的书。这个年纪的孩子偏爱插图大而清楚、色彩丰富的书，并且很喜欢翻书，可以选择用厚纸板做成的书籍这样孩子翻书会很容易。或者选择铜版纸印刷的书，方便擦掉孩子摸上去的手印。

10～12个月：宝宝看书的主题应该是关于他们熟悉的事物，比如奶瓶，食物，衣服，玩具，宠物和人。故事的内容简单、押韵，甚至没有文字。

13～15个月：宝宝喜欢的书里面有他们可以轻易辨认出的物体，会根据书的内容挑选书，比如动物的书。

16～18个月：宝宝喜欢主题和信息清楚扼要的图画书，也喜欢内容重复、词句押韵、音节可笑的书。

19～24个月：宝宝喜欢情节简单的故事，尤其喜欢那些和他们过着类似生活的儿童与动物的故事。比如故事中说的是一个正在学坐坐便器的小孩，就很容易认同。可以从书中学到价值观，了解自己的感受，并对成长有正确的认识。

25～30个月：宝宝喜欢具有简单情节的书、图画里有更多细节和动作的书、有预测性质的图书以及童谣类的书。

31～36个月：宝宝喜欢动物、人以及与自己生活经验有关的图画书，情节可以是稍微复杂的，充满想象力、引人入胜的，也可以是语言简单、重复且有趣的。

3. 运用多样的亲子阅读方法

亲子阅读不是单纯地给孩子"讲故事"。而是运用多样的阅读方法，让孩子在听一听、看一看、讲一讲、玩一玩的阅读过程中感受、体验、掌握阅读内容，唤起婴幼儿的创造力、想象力，促进孩子认知发展，打下良好的学习基础，使孩子一生受用无穷。家长也重拾了童心，感受了阅读的乐趣，营造了良好的家庭学习氛围。

（1）同向阅读法

同向阅读法是指家长和孩子一起阅读图书。家长可以反复阅读几遍：第一遍，家长让孩子边看图画边读故事给孩子听，让孩子初步感受故事的内容和图案的美丽。第二遍，家长可以采用让孩子接句的方式，家长讲前半句，孩子接后半句，让孩子感受语言的魅力。第三遍，家长可以向孩子提一些问题或引导孩子提出简单的问题，以发展孩子的语言组织能力和拓展孩子想象的空间。在讲故事的过程中，家长一定要绘声绘色，可以模仿一下故事中的动物、人物的语气和动作，并要求孩子也和你一起参与。父母还要适当地对孩子的一些行为进行表扬，不要责怪孩子，孩子自然就会越来越喜欢听故事，越来越对阅读感兴趣。

（2）置后阅读法

置后阅读法是把观察、思考、表述置前，阅读置后的一种方法。家长和孩子一起选择阅读的读本后，家长先让孩子初步感知图上的内容，自己理解后编故事讲给父母听，刚开始有时候会不着边际，但不管怎样，毕竟都是他们阅读的成果，家长首先要给予肯定和鼓励，及时发现讲述中的闪光点，让他们体验喜悦，树立信心。例如，在阅读图书"小熊请客"时，首先可以和孩子一起看图书的封面，让孩子知道这本书的名字叫"小熊请客"，里面有很精彩的故事，宝宝先自己一页页地边看边编。孩子们会结合现实生活讲出许多书里没有的对话和情节。在孩子编完后，家长可根据故事的内容用提问的方式引导孩子观察画面中的细节，鼓励孩子用自己的语言描述出来，让故事更为生动，进一步提高了孩子自主阅读的能力。

（3）游戏阅读法

玩是孩子的天性，为了让阅读不枯燥，家长可以在阅读中准备一些可用于故事表演的材料，如纱巾、布娃娃、毛绒玩具等，让它们成为故事中的角色，叫它们在故事中的名字。通过亲子阅读后，家长可以和孩子进行角色表演，让孩子在表演中重温阅读内容。如讲完《猴子学样》的故事后，家长可以准备帽子作为道具，让孩子扮猴子，家长扮老汉进行亲子表演游戏，鼓励孩子用故事中的语言进行对话，当阅读变成游戏之后，孩子的参与是自然而然的，接受故事的内容也就变得自然而然了。

本章思考与实训

一、设计题

设计一份半日婴幼儿教养活动方案。

要求：假设你是某早教机构的教师，请根据本章所讲内容，自定年龄段，设计一份半日婴幼儿教养活动方案。

二、章节实训

1．调研亲子游戏开展现状

全班同学分组，以本市0～3岁婴幼儿家长为调研对象，设计一份调研问卷，了解家长对亲子游戏开展的认识及实施情况，并进行记录，整理分析结果，形成调研报告。

2．调研亲子阅读开展现状

对0～3岁婴幼儿家庭亲子阅读情况拟订访谈提纲，随机抽取调研的家长，访谈其家庭亲子阅读的现状。

3．分析现状，拟出对策与建议

针对0～3岁婴幼儿家庭亲子游戏和亲子阅读的现状，寻找其存在的问题，并分析问题存在的原因，拟出适宜的对策与建议。

第八章

0～3岁婴幼儿家长的亲职教育

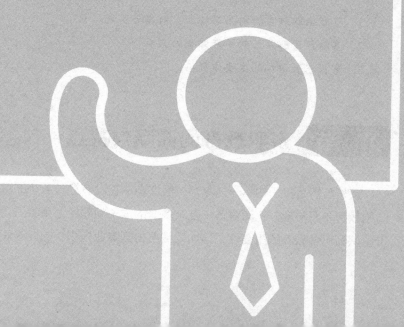

引入案例

有个朋友讲到，她女儿刚会走路时就表现出对舞蹈的热爱。孩子3岁时，把她送进了舞蹈班。朋友认为孩子天资聪明、形体特别具备舞蹈条件，她跳舞应该是很棒的。可每次课后孩子都不如别的孩子掌握得好，于是，课后朋友督促她练习，她认为女儿应该和其他人跳得一样好，甚至超过别人。可每次练习时女儿都不情愿，朋友是连哄带逼。渐渐地，女儿对舞蹈失去了兴趣，每次上课都无精打采，课后也不练习，还表现得很烦。有一天，女儿怯怯地说："我不想再跳了，我累！"

现在有的家长，不考虑孩子的接受能力，不尊重孩子的成长规律，在孩子说话还不太清楚的时候，便强迫他们大量地背古诗、背外语单词；在孩子的小手还不听使唤的时候，就强迫他们学写字、学弹琴、学绘画；在孩子刚进幼儿园的时候，便强迫他们学习小学所设的语文、数学等课程。

问题：上例中的这种过度的超前和过度的超量，会是什么结果呢？会给孩子带来什么样的影响？当婴幼儿哭个不停时，家长是否知道孩子是饿了、尿了、孤独了还是生病了？面对社会上各种眼花缭乱的"育儿经"和培训机构，家长做何选择？在家庭教育中，家长需要学习吗？怎么解读婴幼儿行为背后的原因？什么样的早期教育是科学的？

本章学习目标

1. 了解亲职教育的内涵与特点、内容与实施。
2. 多途径了解家长对早期教育的需求。
3. 掌握家长培训的主要途径。

第一节 亲职教育的内涵与特点

家长虽然是孩子的第一任老师，但许多家长没有经过系统的教育训练，缺乏专门的教育知识与素养，面对孩子复杂多变的成长问题经常束手无策。越来越多的父母认识到科学教养的重要性，迫切地需要得到专业指引，因此亲职教育的重要性逐渐凸显。亲职教育有利于提高父母的知识技能，帮助父母形成良好的态度和教养观念，从而为婴幼儿的成长提供良好的家庭生态环境，使亲职教育取得更好的成效。

一、亲职教育的内涵

"亲职教育"是从家庭教育演变而来的，是成人教育的一环，也是一种终身学习活动。"亲职教育"是从英文"Parent Education"转化而来的，这一称谓为西方诸国 20 世纪 30 年代所倡导，在德国称为双亲教育，俄罗斯称为家长教育，美国称为亲职教育。

"亲"即父母双亲，或广义而言的家长；而"职"是指职业，即将前者"亲"界定为一种职业。传统意义上对于家长的理解，多集中于将其看作一种社会赋予的角色。近年来，越来越多的研究发现，家长角色并不是被自然赋予即可扮演的过程，更是一种需要抚养者在了解并执行其养育职责、掌握一定教养技能后才能胜任的过程。因此，"亲职"将父母当成了一种职业，提供了另外一种看待家长的视角——它更多地强调父母胜任这一职业的职责和能力。

《教育大辞典》对"亲职教育"的定义是，"对父母实施的教育，其目的是改变或加强父母的教育观念，使父母获得抚养、教育子女的知识和技能。"[①] 亲职教育即是对家长进行的如何成为一个合格称职的好家长的专门化教育。

二、亲职教育的特点

（一）亲职教育的主要对象为婴幼儿家长

家庭作为婴幼儿教养责任体，具有重要的、特殊的作用，父母、未来的父母或者其他监护人是否认真履行其职责以及教养水平的高低，直接关系到婴幼儿的健康成长，影响家庭早期教育的质量，也关系到为国家和社会培养什么样的人。通过亲职教育强化父母、未来的父母或者其他监护人对婴幼儿保护的意识、督促其认识并履行作为监护人的责任，对其不利于婴幼儿的行为给予事前干预，确保婴幼儿的最大利益和最好发展。亲职教育对婴幼儿监护人而言，不仅仅是一般性的教养孩子知识的积累和技能的增加，而是通过系统的学习、反思和实践过程，明确自身的角色

---

① 顾明远. 教育大辞典（增订合编本）. 上海：上海教育出版社，1997.

职责和定位，进而实现自身观念和角色行为的转变，使其在婴幼儿的教养过程中更理性、更具有家庭和社会责任感，以利于婴幼儿的健康成长。

（二）亲职教育为终身的成人教育

亲职教育是终生的功课，因为在家庭每一阶段，孩子的发展水平不同，亲子关系面临的挑战不同，亲职教育水平要求也不同。要尽到父母的职责必须很好地了解孩子的成长过程，家长需要获得抚育孩子的相关教育和训练，拥有抚育子女的智慧和能力，具有因时空改变、需求相异做出教育调整的本领。对家长进行亲职教育应充分考虑家长的学习特点，强调实用性和针对性，以问题为中心。

（三）亲职教育主体多元

婴幼儿家长亲职教育主体包括具有学前教育专业知识和技能的相关团体和个人，如早期教育中心、幼托园、妇幼保健院、社区、社会媒体、家庭教育指导中心、家庭教育指导师等。

（四）亲职教育是实施家庭教育的基础、前提和必要条件

亲职教育与家庭教育的区别在于，家庭教育主要是家中的成年人与孩子之间的互动，以未成年子女为主要对象。亲职教育是以父母、未来的父母或者其他监护人为主要对象，以帮助其树立正确的教育观念，掌握科学的育儿知识，改善其教育行为，提高其科学育儿水平，以保障和促进未成年人健康成长和更好地发展。可以说亲职教育是实施家庭教育的基础、前提和必要条件。

✎ 小测试 8-1　这份测试题您能做多少分？——测试您是否具备正确的亲子理念

请您准备好笔和纸，并按要求选出答案。（四选一）

1. 您认为，大脑发育的最重要时期是几岁之前完成？

　　A. 出生前　　　B. 3 岁之前　　C. 6 岁前　　　D. 青春期前

2. 您认为，一个人学习能力的 50% 在几岁之前发展起来？

　　A. 出生前　　　B. 3 岁前　　　C. 6 岁前　　　D. 青春期前

3. 当 10 个月的宝宝吃手时，您通常会：

　　A. 不让宝宝吃，把手从嘴里拿出来

　　B. 换个安抚奶嘴给宝宝吃，以让他（她）得到满足

C. 拿出一个他感兴趣的玩具，分散他的注意力

D. 没有必要管，让他（她）去吃

4. 宝宝11个月了，不会爬，您通常会：

　　A. 无所谓，爬不爬随宝宝自己

　　B. 爬行很重要，放在床上或没有危险的地方，不要理他（她），强迫宝宝
　　　爬行，时间长了就会了

　　C. 爬行很重要，用宝宝喜欢的玩具诱导宝宝爬

　　D. 直接让宝宝坐学步车，学走路

5. 宝宝无理的要求被拒绝后，大发脾气，连哭带闹、满地打滚，您通常会：

　　A. 不予理睬，等宝宝安静下来后再说

　　B. 应顺着宝宝，满足他（她）的需求，事后跟他讲道理

　　C. 大声训斥宝宝

　　D. 强行抱起，痛打一顿

6. 宝宝快上幼儿园了，为了不落后于其他小朋友，买了很多书，可他（她）
总是心不在焉，有时还撕书，您通常会：

　　A. 现在还小，随他（她）自己去玩，开心快乐就好，他想看的时候再说

　　B. 批评他（她）是个笨小孩，隔壁的弟弟都比他（她）聪明

　　C. 哄着说读完书后妈妈给好吃的

　　D. 应变通方式，将书中的内容与他（她）感兴趣的事情结合起来

7. 听见宝宝说脏话，且愈演愈烈，您通常会：

　　A. 很惊讶，并严厉地说：不能说，再说妈妈不理你了

　　B. 直接打嘴巴，对宝宝进行必要的惩罚非常重要

　　C. 装出痛苦的样子说：宝宝说脏话，妈妈听了耳朵好痛啊！

　　D. 随他（她）去说，假装没听见

8. 两岁不到的宝宝在快速跑动，可能面临危险，您无法从行动上阻止，只能
从语言上阻止，您通常会：

　　A. 大声喊：不要跑　　　　　　　B. 命令地喊：停，停，停

　　C. 正常地说：不要跑　　　　　　D. 大声喊：好吃的，快过来

参考答案：1B　2B　3C　4C　5A　6D　7C　8B　9C　10C　11B　12D

答案解析：

与最佳答案完全相符，您是一个优秀的父母，需要提示您的是：多和您的宝宝一起开展亲子游戏。

有2项以下与最佳答案不相符，您是一个合格的父母，建议适当参加早教课程，阅读早教书籍，同时多和宝宝一起开展亲子游戏。

有4项以下与最佳答案不相符，您的早教知识和能力可能不适应您宝宝早期成长的需要，宝宝的成长会受到一些限制或得不到最佳的发展，建议您系统地参加早教课程。

有4项以上与最佳答案不相符，您的早教知识过于贫乏，您的早教能力和知识严重不适应宝宝的成长，强烈建议您参加一些早教学习班。

第二节 亲职教育的内容与实施

在亲职教育中，因父母的文化水平、素质、背景不同，对亲职教育的需求各异，亲职教育的核心要义在于满足家长的教育需求，帮助家长树立合理的家庭教育价值观，不断提升家长教育素养，实现科学育儿，促进婴幼儿成长。

一、亲职教育的内容

亲职教育是引导父母认识父母角色、更新教养观念以及科学教养子女的一种社会教育活动，亲职教育的内容主要包括以下三方面。

（一）指导父母具有做"好父母"的基本认识

做父母简单，但是想要成为好父母就没有那么简单。如果父母没有足够的时间和正确的教养方法去教养子女，那么他们就是没有尽到父母的职责，当然不能称作好父母。大体来说，好父母需要有以下基本认识。

1. 父母角色的认同

能够胜任家长教育的任务并不是天生的，只有通过后天不断地学习才能实现。父母双方在家庭中扮演着不同的角色，好父母能够对自己的角色有清晰的认识，并扮演好自己的角色。父母是孩子的第一任老师，作为父母，要从心理上认同自己是家庭生活的重心，是子女的精神支柱，父母的一言一行对子女心理与行为的影响很大。

2. 父母职责的担当

"亲职"是血缘之下亲自履行的使命。孩子是自己的，得亲自去塑造、培养，父母要有抚养孩子的义务感，担负起教育孩子的职责。在我国的传统观念中，父母"不学而会"的观念根深蒂固，不少的父母只是完成了生育的职责，而忽视了对子女的教育，推给长辈及学校了事。父母对子女负有生育、养育和教育的职责，这三方面同等重要且相互影响，夫妻双方应同心协力，增强教育子女的责任心，倾注心血，挤时间、找机会关爱和关注孩子，教育孩子，共同提高家庭教育质量。

3. 亲职工作的认识

好父母是学出来的，美国精神医生和教育学家戴克斯（Rudolf Dreikurs，1964）认为，如同孩子需要训练一样，父母也需要再教育，需要学习对孩子各种行为有新的反应方式及应对之道，如此才能培育出新态度和与孩子相处之道，然而现在的父母却很少有机会接受一系列完整的亲职教育课程或训练。"父母效能训练"的创始人戈登（Thomas Gordon，1975）也认为父母常因为子女的不良行为而受到指责和要求，但是并没有足够的机会接受教养子女方法的训练。我们相信与其在子女不适应行为发生后，去责难父母的教养方式不当，不如预先实施亲职教育，提供一些合理而有效的方法，协助现代父母教养他们的子女，以预防和减少孩子适应问题的发生。既然"父母"被当作一种职业，亲职教育就显得非常重要，教育的观念和方法不是天生具备的，它是需要学习体验的。

（二）帮助父母形成正确的教养态度

父母是孩子的第一任老师，是孩子学习的榜样，父母的教养态度直接影响孩子的行为和心理。父母的教养态度，大致可分为以下四类。

第一类是专横的、遵循旧式家规的家庭。这类家庭比较强调辈分，强调绝对服从父母的意志，因此，稍不听从就以惩罚相待。在这类父母持过分严厉的教养态度下，孩子自身缺少自主权，要看父母脸色做人，可能变得胆小、自卑，缺乏自信和独立性，或者走向另一面，变得残暴、横蛮、撒谎、逆反心理强，并往往会捉弄别人，在寻找报复中得到心理上的补偿和平衡。

第二类是过分娇宠，有求必应，家长只想为孩子提供无所不到的帮助和保护。由于父母过分包办代替，使孩子养成极大的依赖性，就会形成自私、任性、放肆、易发脾气、好夸大其词的品性。

第三类是放任自流、不过问的教养态度。儿童在这种忽略型家庭中，由于得不到关心，得不到父爱与母爱而产生孤独感，逐渐会形成富于攻击、冷酷、自我显示甚至放荡不羁的不良品质，常常会有情绪不安，反复无常，容易触怒，对周围的事物漠不关心的心态。

第四类是以民主、平常的态度对待教育儿童。这类家庭中能忍耐、平等、随和谅解、互相爱护、关心，父母能多给子女鼓励和诱导，而对子女的缺点、错误能恰如其分地批评指正，提高子女的认识，改正缺点。这样就逐渐培养了孩子对别人坦诚友好、自尊自立、热情大方、能接受批评，经受压力，关心他人，有独立处事的能力。

由此可见，不同类型家庭的不同教养态度对儿童人格及健康心理的形成的影响是不同的。年轻的父母在家庭教育中起主导作用，是顶梁柱，是孩子言行举止的示范者，待人接物的指导者，孩子成长的责任人。因此，年轻父母有责任去构建良好的家庭环境，形成正确的教养态度，使家庭气氛融洽、民主、和谐、平等，这样才有利于培养孩子富有责任心、民主、勤奋、进取以及自尊自强的心理品格。

（三）帮助父母掌握称职家长的专门知识和能力

教育子女既是一门科学，也是一门艺术，仅仅认识到做好父母还远远不够，还必须要掌握一定的育儿科学知识与技能。

1. 学习抚育、培养子女的科学知识

孩子从小到大，从牙牙学语，到有知识懂道理成为能自立的一个公民，是循着一定的规律而发展的。做父母的要了解孩子的发展规律，按照科学规律来抚养和教育孩子。为此，就必须掌握一定的科学知识，如生理学、儿童心理学、儿童卫生学、婴幼儿保育与教育等方面的知识。有的家长可能认为，我们的上一辈也没学什么理论，不也把一个个孩子拉扯大了吗？有的还很有出息呢。这也是事实。但老一辈往往有好几个孩子，他们是在抚养和教育孩子的实践中，逐渐摸索到规律的。如老人们说"3岁看18"，实际上指出了3～4岁时，是儿童行为习惯形成的关键期，3岁形成的性格、行为、习惯往往到长大后也不会改变。因此，要抓紧教育，这是符合儿童心理发展规律的。有时教育第一个孩子没经验，教育第二个孩子就纠正了。而现在绝大多数是独生子女：必须养好、教好，不能尝试错误。因此，家长学习有关家庭教育的书籍，掌握教育子女的科学与艺术，就更加必要了。一个好家长应该是

勤奋学习的模范。近年来，各地出版了不少家庭教育的读物、杂志（如《父母必读》《为了孩子》《家长报》等），都是提高家庭教育理论修养的好教材，可供家长选择自学。

2. 提高教育孩子的能力

家长教育孩子的能力主要指家长运用教育孩子的科学知识，解决家庭教育实践中遇到的各种问题，促使孩子身心健康发展的技能、策略和艺术，既包括了解认识孩子、观察记录孩子的能力，也包括分析评价孩子、指导发展孩子的能力。

（1）了解、认识孩子的能力

了解孩子是家长教育孩子的前提。家长需了解孩子的年龄特征，了解孩子的各种权利，了解孩子的活动形式，了解孩子的个性特点。

（2）观察、记录孩子的能力

为了全面、深刻地理解孩子，家长必须有目的、有计划地观察孩子，通过自己亲自看和听，获得关于孩子身心发展的各种真实材料，并加以记录，为分析、评价孩子提供重要的依据。家长应每天挤出一点时间，使观察经常化，对孩子各方面的情况进行观察，发现孩子的典型行为，通过照相机、摄像机、手机、文字等方式及时加以记录。

（3）分析、评价孩子的能力

家长要对了解到的孩子的情况进行全面分析和正确评价，为行之有效地指导孩子和促进孩子发展提供条件。

（4）指导、发展孩子的能力

家长在评价孩子的基础上，还要针对孩子的实际情况，采取相应的教育措施，给予孩子具体的指导，以促进孩子更好地发展。

二、亲职教育的实施

亲职教育的实施需构建亲职教育支持服务体系，采用多种实施方式，并遵循一定的原则进行。

（一）构建亲职教育支持服务体系

目前我国开展亲职教育虽然面临诸多问题，但是解决的问题关键是要构建以政府为主导、学校为阵地、社区为基础以及大众传媒为媒介的亲职教育支持服务体系，才能为亲职教育的开展提供保障，不断推进亲职教育的开展。

1. 以政府为主导，制定相应的法律法规以及相关细则

《中华人民共和国婚姻法》第二十一条规定："父母对子女有抚养教育的义务。"这种义务主要是父母对子女承担相应的抚养费用，显然，这种规定已经无法满足当前亲职教育的需求。政府应该增加父母对子女抚养教育义务的内涵，比如规定父母不仅要承担对子女抚养教育费用的义务，还包括掌握适合子女成长需要的知识、技巧和能力的义务。同时，法律应该明确规定父母的具体职责、父母教养的具体方式、父母应承担的法律责任等。此外，政府也可以制定专门的《亲职教育法》以及亲职教育的相关政策，建立亲职教育权威指导机构，加大对亲职教育的财政投入，并向特殊家庭中的"弱势家长"倾斜。

2. 以学校为阵地，充分发挥自身的教育优势

学校作为主要的教育场所，在亲职教育中要发挥应有的作用。首先，要充分利用家长学校。家长学校不仅教授教育学心理学知识，而且要根据儿童的年龄分阶段地开展亲职教育。其次，学校要定期举办活动，进一步推动家园合作的开展，加强亲子之间的关系。最后，以高校为依托，整合资源，为父母的"职前"和"在职"教育提供条件。在高校可以增设亲职教育课程，对于师范专业的学生应进行专业指导，从而提高学生亲职教育的专业化程度。同时，高校应开放式办学，来自不同阶层的父母亲都可以进行"在职"教育。同时，高校可以成立亲职教育研究机构，联合社区、学校、家长等团体，编写亲职教育指导手册，开发亲职教育本土教材等。

3. 以社区为基础，为亲职教育提供必要的社会支持

社区作为社会的基本组成单位，能够为亲职教育提供重要的帮助和指导。如在社区内建立亲职教育服务站、心理咨询中心、亲职教育培训中心等，为父母进行亲职教育提供必要的知识、技能以及情感支持。同时企事业单位和其他社会团体也要大力支持亲职教育，比如企事业单位可以为孕期妈妈提供培训指导，同时为处在哺乳期婴儿的父母进行亲职教育提供时间保证。亲职教育的发展需要家长、学校、社区的密切配合，开展亲职教育不能单靠学校教育机构，要充分挖掘社区资源，利用社会团体的力量，实现资源整合，推进家庭、学校、社会亲职教育一体化的建设，为亲职教育提供长效保障。

4. 以大众传媒为媒介，大力宣传亲职教育并提供有效指导

由于家长学校没有完全普及，大众媒体对亲职教育的宣传不够，因此父母对于亲职教育的意识还很淡薄。可以开设有关亲职教育的电视栏目，由权威性的出版社出版一些关于亲职教育的书籍供家长阅读，建立有关亲职教育的网站，利用报纸、杂志、广播等媒体来宣传亲职教育知识，从而唤起家长对于亲职教育的意识，让全社会都来关注亲职教育，关注孩子的成长，为孩子营造一个和谐、稳定的成长环境。

（二）亲职教育实施的方式

一般来说，亲职教育的实施方式分为三大类型，即个案方式、团体方式和家访方式。

1. 个案方式

所谓个案方式，即是由一位亲职教育专家针对一位或一对父母实施亲职教育。这种方式能深入了解不同家庭的教育问题，为婴幼儿家长提供个别性、特殊性、针对性的服务。常见的个案方式有个别指导、个别咨询和个案管理。

（1）个别指导

父母在教养孩子的过程中，经常面临知识与技能不足的困境，需要亲职专家或有经验父母的指导。例如，有关婴幼儿生长发育的规律、如何添加辅食、如何与婴幼儿游戏、如何辨别婴幼儿是否生病等，这些有关教养子女的问题，可以通过个别指导的方式来处理。

案例分析 8-1　如何利用中秋节来引导孩子？

教育顾问：马上就到中秋节了，家中有了各种包装的月饼盒子，精美的盒子丢掉很可惜，我们不如用它们来做开发孩子能力的教育。看到桌子上这个精美的月饼礼品盒，你们认为应该如何引导我们的孩子？

家长：从颜色上给孩子讲，念上面的字，让孩子摸一摸。

家庭保育员：让孩子看看月饼的形状，尝一尝月饼。

教育顾问：你们说的挺好。我们还可以利用月饼相关的物品来开发孩子的观察力、记忆力、思维能力等基本能力以及动手能力。针对1～2岁的孩子，我们可以开展以下活动。

1. 把礼品盒中的各种大小、形状不一的月饼小包装盒子取出来，让孩子摸一摸，看一看，从大小不一上引导孩子去观察，并告诉她（他）哪个是长方体盒子、哪个

是圆形盒子、哪个是正方体盒子。

2. 把两个相同包装的月饼拿出来，并将其中一个月饼取出来，把有月饼的包装盒子放在孩子的左手上，把空月饼包装盒放在孩子的右手上，让孩子感受轻、重的内涵，告诉她轻重的概念。

3. 动手能力训练，把礼品盒中的月饼都取出来，让孩子按它们在礼品盒中的位置重新摆好。我们引导孩子把圆形放在圆形的空位置中。这是一个思维能力训练，同时也锻炼了孩子的动手能力。

4. 数学潜能开发，把取出来的月饼包装盒子按横、竖方向排成长龙，让孩子点数来理解1、2、3…10数字的含义，激发孩子对数字的敏感度。也可以摆成杨辉三角，第一排1；第二排1、2；第三排1、2、3；第四排1、2、3、4…

5. 思维能力（比较高低）训练，把高低不等的月饼盒子竖起来，告诉孩子哪些高、哪些低来进行对比训练。

6. 动手能力训练（拆月饼盒子），取出5个左右的月饼盒子，鼓励孩子模仿家长把月饼包装盒拆开，锻炼孩子双手的灵活性。关于月饼盒子还有很多游戏，下周我们再讨论，本周就从这几方面引导就可以了。

家长：石老师，你真的太神了，什么物品到你手里都成了教具。没有想到月饼盒中还有这么多教育孩子的学问，今年的月饼盒子不再轻易丢掉了。

（2）个别咨询

对于有情绪困扰或心理问题的父母，以个别咨询的方式来实施亲职教育，是有其必要性的。父母通过一对一的个别咨询，接受亲职教育专家或心理辅导专家的个别辅导，不仅可以增进自我了解，解决个人的情绪与心理问题，又可以学习教养子女技巧和态度，从而改善亲子关系。

案例分析 8-2　孩子有问题，家长怎么办？

上午十点半，我的一位咨客带着3岁的女儿来到咨询室。这孩子是我在她1岁7个月大时开始做家庭教育指导的，马上进入幼儿园小班，不到三天就适应了幼儿园，和老师、小朋友都相处得很好，只是对周五下午的外教老师（黑人）的课有抵触，害怕外教老师。面对孩子害怕外教老师这个事实，妈妈做了"因为他不听话，被惩罚站在太阳底下晒黑"的不恰当的引导，孩子更害怕外教老师，看见他就哭。妈妈感到无助，前来求助解决办法。

她妈妈说："今天早上，孩子醒来就开始无理取闹，拉开窗帘说刺眼，播放音乐说太吵，还口口声声喊累，一会说肚子疼，一会说渴了，总的来说想办法闹人。我忍无可忍就吵了她一顿，含着泪才不闹人。她为什么会这样？"我说："每周末都是这样，还是偶尔呢？"妈妈说："偶尔吧。昨天（周五）下午又有外教课，听老师说她不仅害怕外教老师，还捂着脸哭了。昨晚睡觉前，她姐姐吵她很凶，她找爸爸告状，爸爸已经睡着，她就睡了。今天早上醒来就闹人，真让人心烦。我真不明白她为什么起床就闹人，还是请您帮我解开心中的困惑。"

我说："应该还是负面情绪没有得到宣泄的反应。他们的思维能力还比较弱，易局限于某个具体时间、具体情景中的某一方面，并且会受到当时事情发生情境的影响，心理上的不适都是通过行为表现出来。一大早孩子闹人可能和姐姐临睡前吵她以及和周五下午和外教老师见面有关系。我建议以后遇到孩子无理由闹人的时候，首先你要做到冷静、多观察孩子，其次和孩子交流并给予安抚，或者可以采取冷处理。目前孩子处在性格形成的关键期，我们温和地处理孩子的问题，利于孩子良好的性格培养。从今天起你不要再轻易对孩子发火。另外，关于孩子害怕外教老师的问题解决：一是可以找一些有关黑人的图片，和孩子一起做对比游戏，问她这些人和她老师一样不一样，让她用小手摸一摸图片上黑人的脸、手、身子等；二是和幼儿园的老师沟通，让黑人老师蹲下来和孩子握握手，让黑人老师给孩子发发小礼物；三是在孩子面前尽量不谈论她对黑人老师害怕的事，而说她唱的英语歌好听，淡化她的恐惧感。因为这个年龄段孩子常常把现实和想象相混淆，对事物的判断易受暗示影响，所以，我们对孩子尽量给予积极性的强化，减少对负面事物的评价。像你说的老师黑是因为不听话被惩罚晒太阳对孩子就起了消极强化的作用，不仅没有消除她的恐惧，反而又增强了她的恐惧感。"

她妈妈说："谢谢你解决了我心中的困惑。现在我明白了当孩子无理取闹时，不要和她一样情绪激动，不想听就从她身边走开，等她平静了再讲道理，给予安抚。"我说："是，孩子的情绪波动一般二十分钟左右，我们让孩子按闹人情绪上升，达到高峰，再下降到平静来宣泄情绪更利于孩子心理发育，更能培养出一个自控力强，有主见积极向上的孩子。为了孩子的成长，我们先做到平静吧。"

（3）个案管理

对于问题比较复杂的个案，亲职教育的实施可以通过个案管理的方式进行。所谓个案管理是由亲职教育专家担任个案的经纪人或管理员，协助个案获取社区服务资源，联系有关机构，安排各种社会福利的争取与申请，向有关机构交涉，以争取个案的权益，以及安排就医、就学、就业、生活安置等事项。

2. 团体方式

团体方式的亲职教育，包括班级教学、大团体活动、小团体活动等。通常由一位亲职教育专家面对一群父母实施亲职教育。实施亲职教育的团体方式，依照时间向度，可分为单次举行、系列式以及持续式的团体方式。依照举行的方式，又可分为专题讲座、家长沙龙、亲子互助、研习会、小团体研习、班级教学以及互助团体等。

（1）单次举行的团体方式

单次举行的团体方式常包括专题讲座、家长沙龙、亲子互动、研习会等。

专题讲座，通常由主办单位（早教机构或社区、企事业单位等）邀请一位亲职教育专家（学前教育专家、儿童保健专家、儿童心理专家、经验丰富的教育工作者或家长等），根据婴幼儿家长的兴趣与需要，针对一个主题，通过讲座的形式集中传递家庭教育的理论知识与实践策略，对听众没有人数与年龄的限制。专题讲座可采取讲授为主、答疑为辅，先讲后答、边讲边答或答后讨论等形式进行。它一般在短时间内为尽可能多的家长普及系统的婴幼儿家庭教育知识，效率较高，是亲职教育的一种重要形式。若要充分发挥专题讲座的指导效应，讲座前需调查婴幼儿家长的学习需求，选择有针对性的素材，讲座中深入浅出，幽默生动，结合案例将理论知识转换为具体可操作的策略，讲座后通过多种渠道收集讲座反馈意见，进行追踪指导。

家长沙龙，通常由主办单位邀请两三位亲职教育专家与父母们对婴幼儿家庭教育中发现的问题或带有争议性的问题深入交流、分享教育经验的活动。家长沙龙为婴幼儿家长提供了交流互动平台，能充分调动每个家长的参与性，促进家长思考总结教育经验，加深对教育的理解并迁移成功的教育经验。家长沙龙不同于专题讲座的最大特点在于家长成为活动的主体，亲职教育专家在引言之后，家长可以提出问题，或者选择自己感兴趣的问题，共同探讨解决问题，亲职专家起着组织、记录、引导、总结和升华的作用。

亲子互动，通常由主办单位筹办，比较常见的形式有亲子游园会、亲子营等。亲子互动式的亲职教育方式比较适合学龄前的子女及其家长。从家长之间的互相观摩，亲子实际参与和分享，再到亲职教育专家的指导，学习有效的教养子女的正确方式。

研习会，通常由亲职教育专家根据一个研习主题，进行半天到两天的密集研习。为了增加参与者的学习兴趣和研讨效果，主持人通常会安排一些实际操作或体验的活动，如角色扮演、技巧训练、示范观摩、影片欣赏或分组讨论等。

（2）系列式的团体方式

所谓系列式的团体方式，指一个亲职教育课程以团体方式实施，而且实施的总时数通常为十几或二十个小时，即每周实施一至三小时，连续进行几周，甚至十几或二十几周。并且，实施亲职教育的教师以同一个亲职教育专家为原则。以系列方式举行的亲职教育课程主要有小团体研习、班级教学、团体咨询等。

小团体研习，以小团体方式实施的父母成长团体、亲子沟通技巧训练等均属于系列式的亲职教育课程。

班级教学，是以传统的课程教学方式实施亲职教育，通常由一位教师担任教学，教材以课本为主，教法以讲演式为主，学生的参与方式比较接近传统学生的学习方式。班级教学的实施方式，方便配合学校的排课与计划表，比较适于针对高中生与大学生实施亲职教育，作为未来父母的准备教育。

团体咨询，对于想深入自我了解，进而改善亲子关系的父母，团体咨询可以提供更多的帮助。团体咨询的实施，通常由咨询师或亲职教育专家带领，参加的父母以 6 ～ 8 人为限，参加的时间段可以因个人的需要而定。

（3）持续式的团体方式

所谓持续式的团体方式，是指在课程的时间上，并没有一个开始和结束，团体成员可以在适当的时机加入和退出。比较常见的持续式团体有父母团体和互助团体。

父母团体，通常设在住宿式的疗养院、感化院、收容所或特殊学校里。凡是子女被收容的家长，会被要求去参加机构所举办的团体咨询。子女被收容的时候，父母便开始参加，子女离开收容机构的时候，父母便结束团体咨询。

互助团体是由一群父母志愿参加的团体，通常是父母自行组织运作的团体，也可附设于某一机构或学校，由心理辅导顾问。

3. 家访方式

实施亲职教育经常遭遇到的困难是，那些最需要亲职教育的父母，通常不肯或不能来上课。这些父母对于以家庭访问实施亲职教育的方式则比较愿意接受。所谓家访方式的亲职教育，是由心理辅导专家、亲职教育专家或个案管理员，直接将有关亲职教育的服务提供到有需要的父母家里。常见的家访方式有家访指导、家访咨询和家访个案管理。

（1）家访指导

家访指导通常由亲职教育专家前往有需要的家庭，针对父母教养子女所遭遇的问题，提供面对面的服务。亲职教育主要的内容在于教导父母如何照顾新生儿，如何管教子女，如何进行亲子沟通等提供父母所需要的知识和教养子女的技能。

（2）家访咨询

对于那些有情绪或管教子女困扰的父母，因故无法前来心理辅导中心接受咨询的家长，可以提供到家服务的家访咨询，由心理辅导或亲职教育专家，定期前往有需要的家庭，进行个别或家庭咨询，针对父母自己的问题，或亲子之间的问题，给予必要的协助。

（3）家访个案管理

家访个案管理，通常由个案管理员来做，个案管理员可以由专业的专家或准专业的义工来担任，针对个别家庭的需要，定期或不定期地前往个案的家里提供所需要服务。个案管理的服务项目包括咨询、资料提供、代为联系有关机构、代为安排就医、就学、就业、就餐等。

（三）亲职教育实施的原则

亲职教育的实施应遵循以下原则。

1. 家长主体原则

婴幼儿父母既是亲职教育的对象，又是亲职教育的主体。亲职教育实施机构要
　　信任婴幼儿父母，通过多种形式了解父母的亲职教育需求，结合家长的
　　　　兼顾家长的学习特点，激发家长自主学习的热情，指导家长确立
　　　　　掌握有关家庭教育的知识，提高自身修养，为子女树立

（2）设计方案

（3）实施方案

3. 实训评价

项目		评分标准	分值	得分
信息收集	1	信息是否全面	10	
	2	信息是否有效	10	
	3	信息是否客观	10	
设计方案	1	方案是否具有针对性	10	
	2	方案设计是否科学	10	
	3	方案设计是否可行	10	
	4	方案设计是否全面	10	
实施方案	1	实施过程是否顺利	10	
	2	实施的途径是否有效	10	
	3	通过实施，幼儿家长教育水平提高	10	
自我反思				

第九章

社区早期教育基地的开办与管理

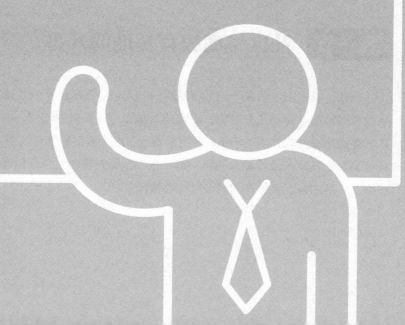

引入案例

某社区早期教育基地利用社区的空地举办了一次婴幼儿早期教育座谈会，社区的家长们纷纷赶来参加，参加的家长和婴幼儿共 300 多名。座谈会利用了幼儿园的资源和社区的场地，帮助婴幼儿家长了解婴幼儿早期教育的科学方法，提升了婴幼儿早期教育的水平，同时提升了该园的知名度和影响力，这些举措受到了社区居民和家长的热烈欢迎。

问题：社区早期教育基地开办的前提是什么？社区早期教育基地开办的物质准备有哪些？如何进行宣传与招生？可以开展哪些形式的教育活动？

本章学习目标

1. 掌握社区早期教育基地开办的前提。
2. 了解社区早期教育基地开办的物资准备。
3. 了解社区早期教育基地开办的宣传与招生。
4. 掌握建立健全必要的规章制度的意义与内容。
5. 掌握社区早期教育的师资配备与师资培训。
6. 了解社区早期教育基地的社会外部支持系统。
7. 掌握组织开展多种形式的社区早期教育活动。

第一节　社区早期教育基地的开办

社区一般是由生活在一定地域范围内的人们所形成的社会生活共同体。社区早期教育基地指以婴幼儿为对象，以家庭为基础，以社区为依托，以政府为统领，为广大婴幼儿提供教养活动场所，并为家长及看护人提供科学育儿指导、咨询的机构。其目的是提高家长及看护人的科学育儿水平，促进婴幼儿身心和谐发展。这是一种多层次、多内容、多种类的区域性社会教育。

一、社区早期教育基地开办的前提

开办社区早期教育基地是要让散居婴幼儿有接受教育的机会，提高社区内婴幼儿及其家庭的受益率。

（一）成立运行管理机构

社区早教基地管理机构至少需要早教基地主任、业务主管、保健医生、早教指导师、档案管理人员、财务人员等岗位。其主要任务包括：协商机构的办学方针和思路，确定管理层的人员构成和岗位职责，确立规章制度，商议教师的聘任标准和福利待遇，讨论机构的财务预算及执行情况，商讨各种运行问题。

（二）了解社区 0 ～ 3 岁婴幼儿的具体信息

了解社区 0 ～ 3 岁婴幼儿的具体信息，明确基地服务的范围及服务对象是社区早期教育基地顺利开办的主要前提。社区早期教育基地可在与社区建立交流的基础之上，获取社区 0 ～ 3 岁婴幼儿数量及年龄的相关信息，并建立 0 ～ 3 岁婴幼儿基本档案。为了了解婴幼儿家庭和社区的基本情况，可以通过走访社区居委会、入户走访、电话和面谈结合等形式，就社区 0 ～ 3 岁儿童家庭中的人口结构、父母受教育程度、居住环境、对子女的期望值以及社区家庭早期教育现状进行多方面调查，并认真统计和分析调查结果，从中发现社区家庭教育的现状及家长的早教需求，为早教工作的开展指明方向。

拓展阅读

（三）了解婴幼儿早期教育现状及需求

了解社区 0 ～ 3 岁婴幼儿家长的早期教育现状及需求，可以为科学制订早期教育基地计划做准备。社区早期教育基地可采取访谈、问卷、入户调查、座谈等方式向街道办、家庭调查了解早期教育现状及需求。举办早教基地要根据对当地家长的特点与需求、社区的实际状况与条件等，确立自己的目标定位，早期教育基地服务的范围及类型，并制订社区早期教育基地服务计划。

（四）构建社区早期教育基地社会服务体系

社区早期教育基地应该充分利用并开发社区的相关资源，如教育、儿保、媒体等，使 0 ～ 3 岁婴幼儿家庭能够从基地中得益，不断拓宽服务内容，加强婴幼儿生长发育监测、计划免疫、营养保健服务，与街道、妇联、教育、卫生等联合起来，多渠道、多形式地为家长提供多样化的科学育儿知识的服务等；还可以利用社区资源组织亲子活动、家庭讲座和咨询活动，使家长得到更系统、更深入、更有针对性的指导与培训，提高家长们的科学育儿能力。社区早期教育基地社会服务体系中主要是做好以下三方面的工作。

1. 宣传沟通

采用上门宣传、电话联系、专题讲座、社区广播、小报宣传等各种方法，对社区所有 0～3 岁婴幼儿家庭宣传科学育儿理念、方法，动员其参与社区亲子活动，听取他们的需求和意见。促进教师积极主动地与家长沟通交流早期教育经验。

2. 活动示范

坚持选派有经验、有责任心的教师，精心设计和实施各类早期教育活动，使家长初步掌握 0～3 岁婴幼儿教养知识技能，了解婴幼儿的生理和心理特点；重视发挥辐射作用，鼓励已参与早期教育活动的家长宣传活动信息和效果，用滚动形式扩大社区早期教育基地的影响，从而提高 0～3 岁婴幼儿受教育率。

3. 整合资源

为了满足社会和家长的需求，可以利用自身优势整合社会、学校、家庭资源，举办各种早期教育的交流活动，如"早期教育咨询""早期教育经验交流会""家教讲座"等。

（五）认真考核，确保办学质量

根据基础教育"地方负责、分级管理"的原则，社区早期教育基地作为学前教育的组成部分，区县教育行政部门应承担对其的审批工作。为确保 0～3 岁婴幼儿社区早教基地的办学质量，目前各地的教育行政部门也逐渐形成了一整套考核办法，通常集中在管理、师资、组织实施、实际效果等方面。

二、社区早期教育基地开办的物质准备

社区早期教育基地开办的物质准备主要包括：活动场地、设备设施、玩教具配备、环境创设等。社区早期教育基地在物质准备上要以婴幼儿的身心发展规律为基础，以

促进婴幼儿发展为任务，为婴幼儿及其家长创设一个丰富、安全、有趣、温馨的环境。

（一）活动场地

活动场地包括：专用教室、室外游戏场所等。

1. 专用教室及室外活动场地

（1）专用教室必须设置在安全区域内。

（2）设施必须符合国家卫生标准和安全标准。

（3）专用的活动教室至少 1 间，活动室面积不得低于 $2m^2/$ 人。

（4）室内光线充足，空气流通。

（5）有适宜婴幼儿运动游戏和活动需要的室外活动场地，并配有满足婴幼儿大肌肉运动的大型玩具和体育活动设施。

2. 室外游戏场所

（1）相对固定：选择社区婴幼儿较为集中的、相对固定的场所，有利于社区散居婴幼儿家庭的参与，灵活性较强。

（2）远离闹市：室外游戏场所要选择远离闹市的区域，如菜市场、马路等，并且要相对安全和宽阔。

（3）注意安全：在每次活动中，安全是第一原则，要做好安全预警，杜绝安全事故发生，并提高婴幼儿和家长的安全意识。

（二）设施设备

（1）亲子班就近应配有盥洗室，随时满足婴幼儿盥洗和如厕的需要。

（2）有适合家长和幼儿存储物品的空间。

（3）活动室配备有电视、录音机、多媒体设备等教学辅助器材。

（4）活动室配备有适合婴幼儿使用的桌椅、板凳、坐垫、玩具柜、书架等。

（三）玩教具配备

社区早期教育基地要根据 0 ~ 3 岁婴幼儿身心发展的规律和各亲子班的环境条件配备适宜的玩教具。

1. 玩教具配备的标准

（1）室内有适合 0～3 岁婴幼儿年龄特点的中小型玩具。

（2）提供丰富的桌面玩具和发展婴幼儿小肌肉的材料。

（3）丰富且高质量的婴幼儿读物。

（4）室外有适合 0～3 岁婴幼儿大肌肉运动的大型玩具。

拓展阅读

2. 玩教具配备的基本原则

（1）安全卫生原则：0～3 岁婴幼儿使用的各类玩具应该安全，避免使用重金属或可射击类的玩具，玩具不能太小，避免幼儿吞咽，玩具不应有尖锐的角或边，以防划伤宝宝的皮肤。及时检查玩具的安全性，确保幼儿在使用过程中的安全。教玩具要注意卫生，定期给教玩具清洗、消毒。给皮毛、绒毛类玩具消毒，可放在日光下暴晒。木制玩具消毒，可用煮沸的肥皂水擦洗，然后再日光暴晒。塑料、塑胶玩具，可用浓度为 0.2% 的过氧乙酸或 0.5% 的消毒灵浸泡 1 小时，然后用水冲洗、晾干。室内所有器材、设备、教玩具应定期进行集中消毒，如紫外线照射、喷洒消毒药水等。

（2）耐用性原则：对 0～3 岁婴幼儿提供的玩具应坚固耐用，不易损坏，玩具一定要选用正规厂家的产品，以免影响玩具质量。

（3）适宜性原则：玩具的大小、种类、颜色应该符合 0～3 岁婴幼儿的特点及小区需要。科学、合理地配备亲子班的玩教具，以更好地促进婴幼儿的发展。

（4）艺术性原则：0～3 岁婴幼儿玩教具应造型新颖、美观、形象生动活泼，能引起婴幼儿的喜爱，培养婴幼儿的审美情趣。

3. 玩具配备形式

（1）多种类：满足幼儿不同发展期的需要。

（2）多质地：让婴幼儿感知不同材料和质地的物品。

（3）多色彩：发展婴幼儿的视觉，培养婴幼儿的兴趣及对色彩的敏感性。

（4）多功能：一物多用，一物多玩，开发玩具的教育功能。

4. 玩具的摆放

（1）分类摆放：同类的玩具放在一起。

（2）整齐有序：上下、左右对齐，做好标记。

（3）颜色区分：相同颜色的玩具放入同一个柜子，便于婴幼儿取放收拾。

（4）由易到难：根据婴幼儿身心发展的规律，由浅入深，由易到难。

5. 玩具的出现

（1）人手一份：有几个婴幼儿准备几份玩具。

（2）数量适宜：根据婴幼儿的年龄来确定玩具的数量。

（3）逐渐出现：玩具的出现是逐渐增多的。

（4）先看后玩：教师先展示，幼儿再玩。

（5）自己取放：培养幼儿做事有始有终的良好习惯。

 知识拓展 9-1　婴幼儿各阶段适合的玩具

（1）1～3个月：可活动的玩具、不碎镜子、系在围栏上的玩具、摇铃、黑白图案、布娃娃、音乐盒及大彩环等。

（2）4～6个月：沙滩球、粗圆环、积木、发声玩具、纸带、布质书籍或塑料书籍等。

（3）7～9个月：运动玩偶、戏水玩具等。

（4）10～12个月：可以推拉的玩具、普通家具用品，如放鸡蛋的纸盒、大汤匙等。

（5）13～15个月：手推车、玩具木马、玩具电话、杯子等。

（6）16～18个月：玩具沙箱、手鼓或铃鼓等简单乐器、大粒的彩球、玩偶等。

（7）19～21个月：木马、可装拆的玩具、小橡皮球、挖掘的玩具、大蜡笔、儿童踏车等。

（8）22～24个月：儿童小玩具、玩具火车、玩具电话、卸货车、消防车、篮子、胶管、有盖的容器等。

（9）2～3岁：三轮车、小型弹床、滚轮溜冰鞋、婴儿车、奶瓶、可换衣服的娃娃、填色簿、画板、彩色水笔、蜡笔、秋千、儿童书、手指书等。

（四）环境创设

1. 活动区域的设置：亲子班活动室可以设置认知游戏活动区、感统训练活动区、娃娃家、大动作游戏区、静态游戏区等。

知识拓展 9-2　活动室区域布置与物质准备

区域	婴儿	学步儿
午睡区	婴儿床或摇篮分开放置；供观赏的吊饰；柔和的颜色	儿童床；从家里带来的喜欢的玩具或毯子；柔和的颜色
进食区	餐桌椅、婴儿座椅、奶瓶、婴儿餐具等	小桌子、小椅子、幼儿餐具、幼儿水杯、幼儿毛巾等
大动作游戏区	软垫、动物图片、墙面镜子、大运动器械等	大积木、骑乘玩具、垫子、大纸箱等
静态游戏区	婴儿沙发、婴儿读物等	柔软的座椅、录音机、绘本等

2.　在环境创设中需遵循以下原则

（1）注意材料摆放的适宜性：材料的摆放应该模仿家庭设置，如在地面一角铺上地毯，婴幼儿和家长可以坐在地上做游戏或休息；可以放置沙发、靠垫等，让幼儿和家长感到舒适。

（2）发挥环境的教育性作用：环境创设要体现教育性，如适当的"温馨提醒""材料使用说明""进区说明"等，以帮助家长解决如何与幼儿游戏等问题。在洗手池边可贴上洗手的步骤图和儿歌，这些提示可以让家长意识到生活中教育的细节，帮助幼儿形成良好的习惯。

（3）发挥亲子教育专栏的作用：亲子班可根据家长的需求和活动计划开辟不同的专栏，如"亲子活动专栏"，让家长了解亲子班活动计划以及准备的材料；"好宝宝爱阅读专栏"，让家长了解指导婴幼儿有效阅读的策略、优秀阅读材料等；"婴幼儿健康专栏"，让家长了解婴幼儿身体发展规律、常见疾病及预防方式等，为家长提供一个获得信息、相互交流的平台。

三、社区早期教育基地开办的宣传与招生

社区早期教育基地开办前，应在面向社区进行早期宣传与调研的同时，展开亲子班的宣传与招生工作。重点向社区家长宣传亲子班情况、开班时间、亲子班意义、亲子班活动内容、形式等，提高社区家长参与的积极性。

（一）宣传的形式

利用橱窗、广播站、电子广告屏、宣传板、宣传员、健身活动区等资源，开辟灵活多样的宣传渠道，组织各种类型的宣传。例如，向社区发放宣传资料；针对婴幼儿和看护者的需求，社区早期教育基地安排保健医生、基地园长和早教指导者，或者聘请专家，进入社区开展育儿咨询与指导等活动，有条件的可以建立"社区早教大讲堂"之类的专题讲座机制；开办热线咨询，建立网络平台，进行全覆盖的早教宣传。

（二）宣传的内容

社区早期教育基地应该宣传科学的早教理念、0～3岁婴幼儿的生理与心理发展特点、婴幼儿的卫生保健和营养膳食、婴幼儿的保教、早教基地的活动设计以及有特殊需要婴幼儿的保教等。

 知识拓展 9-3

招生宣传海报——××早期教育基地招生啦

亲爱的家长，您好！

在这丹桂飘香的季节，我们又迎来了××早期教育基地新一届的招生了！您不妨带着您的宝宝来到××早期教育基地，让您的宝宝度过一个丰富而快乐的婴幼儿期，使宝宝在快乐游戏的同时提高动手动脑的能力、学习与人交往的技能、感受幼儿园生活的乐趣！

免费亲子活动时间安排：

××××年××月××日××时，开展免费亲子活动，育儿专家为您提供婴幼儿教育咨询与辅导，帮您解决育儿过程中的问题，我们期待您的到来！

××早期教育基地简介：略

亲子班招生对象：0～3岁婴幼儿

亲子班活动时间：

半日班：周一至周五（9：00～12：00）

小时班：周六、周日（9：00～11：00）

亲子班活动内容：略

地址：略

咨询电话：略

××早期教育基地

第二节　社区早期教育基地的管理

　　管理是社区早期教育基地赖以生存、长远发展的关键，对社区早期教育基地的管理，主要涉及内部管理和外部管理，本节主要探讨的是规章制度、师资配备及师资培训、社会外部支持系统以及组织开展多种形式的教育活动，因为这些内容是社区早期教育基地必须涉及的内容。

一、建立健全必要的社区早期教育基地规章制度

　　建立社区早期教育基地的规章制度，就是要针对社区早期教育基地的实际情况，落实各项工作的基本要求、工作程序和工作人员职责、权利及行为准则等，作出科学化、规范化的要求，并将其以书面的形式固定下来，并通过正式的程序公布、执行。建立健全必要的规章制度是社区早期教育基地实现科学化、高效管理的前提。

　　根据社区早期教育基地的工作职能，可以把社区早期教育基地的规章制度分为四大类：社区服务制度、亲子园管理制度、卫生保健制度以及队伍建设制度。

（一）社区服务制度

　　社区服务制度主要包括社区联系制度、社区适龄儿童登记制度、面向社会开放制度、社区咨询制度、社区入户调查指导制度、电话咨询制度、社区活动制度等。下面以社区联系制度、社区适龄儿童登记制度、面向社会开放制度为例来谈谈这些制度可以包括哪些内容。

1．社区联系制度

　　社区联系制度可包括以下内容。

　　（1）积极参加社区文化建设，加强与社区的联系，发挥社区早期教育基地的指导作用。

　　（2）公布社区联络员的联系方式，方便咨询。

　　（3）联络员定期向社区家庭发放免费早期教育宣传材料、张贴宣传海报、发放活动通知等。

2．社区适龄儿童登记制度

　　社区适龄儿童登记制度可包括以下内容。

（1）加强与社区管理部门的联系，及时获取社区 0～3 岁婴幼儿相关信息。

（2）对社区 0～3 岁婴幼儿建立档案。

（3）做好日常亲子班幼儿出勤情况登记。

（4）做好参加社区早期教育活动婴幼儿情况的登记。

3. 面向社会开放制度

面向社会开放制度可包括以下内容。

（1）定期向社会公布早期教育活动计划、形式及时间安排。

（2）每学期至少举办一次早期教育社区宣传活动。

（3）定期向社区 0～3 岁其他婴幼儿开放园内大型玩具。

（4）不定期开展社区入户指导、免费发放宣传材料、组织早期教育活动讲座等活动。

（5）亲子班定期举办亲子活动、家长会、家长沙龙等活动。

（6）活动面向社区每一个婴幼儿，特别关注特殊婴幼儿与低收入家长婴幼儿，力求为每一个婴幼儿提供早期教育服务与指导。

（二）亲子园管理制度

亲子园管理制度主要包括各岗位人员工作制度，亲子园安全制度，亲子园报名流程，教育管理制度，家长志愿者制度、亲子园教师常规工作制度等。下面以亲子园教师岗位职责、亲子园安全制度，亲子园报名流程为例谈谈这些制度可以包括哪些内容。

1. 亲子园教师岗位职责

亲子园教师岗位职责可包括以下内容。

（1）热爱早期教育事业，有良好的师德。

（2）具备早期教育相关的教育教学能力、观察能力、反思能力、沟通能力等。

（3）努力为婴幼儿创设良好的物质环境和精神环境。

（4）开展多种形式的家庭早期教育指导活动。

（5）严格执行安全制度，随时检查室内外玩具、设施设备的安全状况，发现问题及时上报和维修，确保婴幼儿活动的安全性。

（6）制订科学、合理的活动计划，促进婴幼儿身心健康发展。

拓展阅读

拓展阅读

2．亲子园安全制度

（1）定期对园内大型玩具和设备进行检查，发现问题及时处理，保证婴幼儿活动安全。

（2）随时对活动室桌椅、板凳、玩具等进行检查，如有损坏及时报修。

（3）严格注意电源插座和电器，防止幼儿触电和出现火灾。

（4）剪刀、药品等放置在幼儿取不到的地方，防止伤害。

（5）婴幼儿在基地一切活动都应在成人的陪同下，以免发生意外。

（6）严格执行消毒制度，定期对物品进行消毒，确保婴幼儿安全。

3．亲子园报名流程

（1）家长可提前电话咨询报名或来基地报名。

（2）家长应如实填写婴幼儿基本情况登记表，选择婴幼儿活动形式。

（3）报名前，家长与婴幼儿应到医院进行入园体检。

（4）家长应持婴幼儿与成人健康体检报告到基地进行缴费办理入园手续。

（5）报名后，根据所选活动类型等待通知开展活动。

（三）卫生保健制度

卫生保健制度主要包括卫生防病制度、卫生消毒制度、婴幼儿健康体检制度、晨检制度、传染病预防隔离制度、请假制度、食品安全制度等。下面以卫生防病制度、卫生消毒制度为例谈谈这些制度可以包括哪些内容。

1．卫生防病制度

卫生防病制度可以包括以下内容。

（1）贯彻预防为主的方针，做好日常疾病防治宣传，采取多种形式宣传介绍卫生防病知识和传染病、流行性疾病的基本知识。

（2）加强晨检工作，及时向家长了解幼儿的身体状况。

（3）坚持做好消毒工作，把住"病从口入"关，预防肠道传染病的发生，培养婴幼儿良好的生活卫生习惯。

（4）坚持户外体育锻炼，增强幼儿的体质，定期向家长进行防病宣传。

（5）积极做好家长工作，做好疾病咨询与预防指导工作。

2．卫生消毒制度

卫生消毒制度可以包括以下内容。

（1）日常消毒

水果盘、盆、水果刀每次用后洗干净，放在消毒柜消毒。桌面、地面、厕所，每日用消毒液擦拭、冲刷消毒。玩具每日消毒，图书每周晒一次（2小时）。

（2）传染病消毒

发现传染病立即报告，对患儿进行隔离治疗，并根据所患疾病进行彻底消毒（按不同病种保健要求进行消毒）。

（四）队伍建设制度

队伍建设制度主要包括教师培训制度、教研学习制度、教师考核制度等。下面以教师培训制度、教研学习制度为例谈谈这些制度可以包括哪些内容。

1．教师培训制度

教师培训制度可以包括以下内容。

（1）有目的、有计划、多形式地组织开展早教教师培训，提高教师的理论水平和业务水平。

（2）每学期组织教师参加各种形式的早教培训，接受新消息、学习新知识、研讨新方法。

（3）定期聘请专家来园讲座，提高教师的专业能力。

（4）定期组织教师外出观摩、学习与研讨，提高教师组织亲子活动的能力。

（5）每月组织教师园内观摩活动，提高教师的实践能力与反思能力。

2．早教工作教研制度

早教工作教研制度可以包括以下内容。

（1）早教教研组成员由具备早教上岗培训证书的各类教师和早教基地管理人员构成。

（2）每学期，早教基地管理人员根据本园情况制订教研工作计划，并在实际工作中有目的、有计划、分阶段地实施计划。

（3）教研组定期召开例会。

（4）教研组成员要按时参加教研活动，有特殊情况者要经请假批准。

二、进行师资配备及师资培训

社区早期教育基地教师是在社区家庭、社区早期教育基地中，对0～3岁婴幼儿进行早期教育服务和对其家长进行科学育儿指导的专业人员。高素质的师资是社区早期教育基地质量高的指标，师资配备和师资培训关系到早教基地的长远发展。因此，对社区早期教育机构来说，科学合理的师资配备和对教师开展培训具有十分重要的意义。

（一）师资条件

社区早期教育基地教师的工作对象是身心发育未成熟的婴幼儿和有思想、有主见的家长。教师在家庭或早教基地这一有限的时空中承担早期教育的重任，一方面要组织社区亲子活动，促进婴幼儿全面发展，另一方面，要指导家庭的早期教育和保育。因此，对于一个合格的社区早期教育基地的教师而言，无论是在职业道德、文化素质，还是在工作能力方面都有较高的要求。

1. 职业道德条件

（1）真心热爱儿童：教育是爱的事业。只有无条件地热爱儿童，关心儿童，才能真正地走进儿童，教育儿童。

（2）真诚地协助家长：早期教育的对象不仅是儿童，还有家长。教师要耐心、细心地去了解每一个家长的需要与苦恼，真诚地帮助家长教养婴幼儿。

（3）团结协作共事：早期教育基地的教师不仅与教师之间相互合作、相互支持，还要与家长共同学习、共同合作，共同教育好婴幼儿。

2. 知识结构条件

（1）专业知识：教师需掌握 0～3 岁婴幼儿的生理、心理、营养、卫生保健、疾病预防等基础知识和保育技能。

（2）文化知识：教师要不断丰富自己的知识面，扩展自己的兴趣爱好，不断提升自己的文化修养，并能有效地开发婴幼儿的智慧，指导家长。这样才能赢得家长的尊重和信任，赢得婴幼儿的喜爱。

3. 能力素质条件

（1）观察力：教师认识与理解婴幼儿的一个重要方式就是观察，敏锐的观察力是早期教育基地教师的一项重要素质。教师不仅要观察婴幼儿的活动，还要观察家长与婴幼儿的互动。教师只有敏感地观察到家长和婴幼儿发出的动作、表情和语言等各方面的信息，才能体会家长和婴幼儿的心情，有效地与他们发生互动。观察能力是社区早期教育基地教师的一项基本能力。

（2）沟通能力：沟通能力是社区早期教育教师的一项重要基本功。教师的沟通能力主要包括教师与婴幼儿，教师与家长的沟通。在社区早期教育基地，教师不仅自己要主动与他人沟通，还要促进他人与他人沟通，使沟通发生在所有参加活动人员之间，形成网络式的人际互动。

（3）组织管理能力：这种能力表现在两个方面：微观的组织管理能力，可以理解为对教育活动的组织，即按照既定的目标、计划、组织家长与婴幼儿共同参与活动的能力；宏观组织管理能力，主要包括对早教基地内的总体活动的组织安排，也包括对家庭和社区的早教活动的组织。教师的组织管理能力是教师各项知识和能力得到发挥的保证。

（二）师资配备

社区早期教育基地应该根据基地建设规模、发展实际情况，配备适宜数量的师资，并根据岗位设置确定工作职责，在人员有限的情况下，可由一人兼任多个岗位。常设岗位包括：分管早教的园级领导、专（兼）职早教教师、专（兼）职保育教师、专（兼）职保健医生、专（兼）职社区联络员、专（兼）职后勤人员。这些人员的岗位职责如下。

1. 分管早教的园级领导职责

加强思想领导，建立科学的管理体系，全面负责社区早期教育基地的管理工作，负责基地人员的聘任与日常工作的规划，建设好教职工队伍，做好与家长、社区的联系。

2. 专（兼）职早教教师职责

负责亲子班的具体工作，如亲子班课程安排、活动设计、宣传活动、咨询活动等。进行家庭入户指导，负责婴幼儿档案管理，参加教师培训等。

 知识拓展 9-4

社区早期教育基地教师岗位职责与工作要求

1. 为人师表，举止端庄，仪表整洁大方，讲文明，懂礼貌。

2. 不迟到，不早退，每天上岗前做好一切准备工作。不串岗、不离岗，上岗期间关闭手机。

3. 热爱孩子，尊重孩子，态度和蔼可亲，热情接待，微笑服务。

4. 热情接待家长来访与咨询，做好日常宣传工作。

5. 认真做好活动计划，准备好活动材料，精心组织活动，保证活动质量。

6. 及时做好相关登记：观察记录、活动计划、教育笔记、家长咨询、会议记录、幼儿档案等。

7. 保管好教玩具与活动实施，避免遗失、损坏。

8. 定期向相关领导汇报工作情况。

9. 积极参加教研学习，接受各类培训，提高专业水平。

3. 专（兼）职保育教师职责

保持活动环境的清洁卫生工作，为婴幼儿的一日生活提供必要的帮助，协助早教教师等。

4. 专（兼）职保健医生职责

婴幼儿及其家长入园体检的审核，日常晨检，家长咨询与传染病预防等。

5. 专（兼）职社区联络员职责

建立并管理社区 0～3 岁婴幼儿档案，加强社区早教基地与社区的联系，提供社区咨询服务等。

6. 专（兼）职后勤人员职责

社区早期教育基地活动场地的安全与维护，婴幼儿生活饮食，支持基地工作人员的工作等。

（三）师资培训

1. 师资培训措施

（1）岗前培训

目标：了解基础的 0～3 岁婴幼儿早期教育理论知识。

措施：取得教委认可的早期教育教师资格证或育婴师证，具备从事婴幼儿早期教育的入职资格。

（2）园本培训

目标：不断提升教师的专业能力，帮助教师的专业化发展。

措施：通过骨干教师"示范课"、新教师"模仿课"、教研组"录像课"、新老教师"对比课"等多种形式进行园本培训，促进新、老教师的共同发展。

2. 师资培训目标

（1）角色目标：主要包括爱孩子、有效地组织活动、有效地与家长沟通等角色定位。

（2）知识目标：主要包括 0～3 岁婴幼儿身心发展特点与规律、0～3 岁婴幼儿教养方法、0～3 岁婴幼儿家庭教育指导策略、亲子班教玩具配备及应用策略等。

（3）能力目标：主要包括亲子班教育活动设计能力、观察与反思的能力、组织与协调能力、沟通能力等。

3. 师资培训主要内容

（1）婴幼儿早期教育的实施策略：根据 0～3 岁婴幼儿身心发展规律，结合教师在工作中的实际问题探索促进婴幼儿身心健康发展的环境创设、活动设计、保教内容等问题。

（2）早期教育资源的开发与利用：根据基地、家长、婴幼儿的实际情况与需求，探讨早教资源的开发整合与利用。

（3）科学婴幼儿家庭指导：了解 0～3 岁婴幼儿家庭教育的常见问题及解决策略，提高服务家长的意识与水平。

社区早期教育基地教师队伍的水平，直接关系到社区早期教育工作开展的质量与发展的潜力，因此，作为社区早期教育基地的管理者，必须明确师资队伍培养的长远目标和具体措施，为社区早期教育基地的深入发展提供坚实的基础。

拓展阅读

三、建立社会外部支持系统

为了使社区早期教育基地更好地发展，必须建立有效的社会外部支持系统，提高社区早期教育基地的保障性。

（一）加强政府对早期教育基地的领导

1. 加强政策配套

各级人民政府要加强对社区早期教育基地的领导和管理，要把社区早期教育基地的发展纳入到早期教育事业的发展中，把社区早期教育作为实业工程来建设。通过制定有效的法律法规，明确社区早期教育基地的性质、内容、政府、社区、家庭、幼儿园的职责，规范社区早期教育基地的管理。

2. 加大统筹

在政府的领导下，建立由教育主管部门牵头，卫生、妇联、街道、幼儿园等多个部门共同参与的社区早期教育基地工作制度，定期召开工作会议，加强多方沟通与协作，共同研究本社区内 0 ～ 3 岁婴幼儿早期教育的现状及问题，及时总结工作经验，确保社区早期教育基地稳步、有序的发展。

3. 提供经费支持

社区早期教育基地是为社区提供服务的最基本、非营利的教育机构，政府应该为发展社区早期教育基地提供必要的经费支持。设立 0 ～ 3 岁社区早期教育基地专项经费，以财政拨款为主、多渠道筹措为辅，根据实际情况，确保社区早期教育基地的正常运转的需要。其中，为保证社区早期教育基地工作人员的稳定性，要确保一定数量的早期教育工作人员的编制，维护社区早期教育基地工作人员的合法地位，在职称评定、社会保险、工资收入、继续培训等方面享受与其岗位相适应的各项待遇，并建立必要的激励机制，提高社区早期教育基地工作人员的积极性。

4. 建立有效的评价制度

把"社区早期教育基地"纳入地方基础教育体系，意味着同时要把社区早期教育基地工作纳入教育督导部门的工作计划。这就需要教育督导部门根据社区早期教育基地的具体工作制订有效的评价制度，开展有序的督证、督学活动，加强政府对社区早期教育基地的人员配置、经费、队伍建设、服务质量等的专项督导，促进社区早期教育基地能够高效、健康的运转。

（二）加强各部门的协作

1. 建立联席会议制度

在政府的领导下，建立由教育主管部门牵头，卫生、妇联、街道、幼儿园等多个部门共同参与的社区早期教育基地工作联席会议制度，定期召开会议，研究解决在推进社区早期教育基地工作中出现的问题和困难，及时推广有益经验，以确保社区早期教育基地不断发展。

2. 各部门各司其职

（1）教育部门

教育部门是社区早期教育基地的主管部门，要认真落实党和政府关于社区早期教育的方针、政策，切实把社区早期教育基地的工作纳入到学前教育事业发展规划，牵头并组织各部门做好相关工作。承担对社区早期教育基地的登记注册和业务指导工作，培养和培训社区早期教育基地园长、教师，建立社区早期教育基地工作人员考核和资格认定制度。建立社区早期教育基地工作评价制度，做好社区早期教育基地档案制度，组织社区亲子活动的交流与主管，定期向社区早期教育基地工作人员进行培训。

（2）卫生部门

卫生部门负责拟订社区早期教育基地的卫生保健制度，监督和指导社区早期教育基地的卫生保健工作，定期为 0～3 岁婴幼儿提供保健，为家长提供科学育儿及疾病常识的指导与咨询；为 0～3 岁婴幼儿进行定期体检和生长发育监测，进行婴幼儿常见病、多发病的防治，对体弱、伤残、特殊婴幼儿提供康复保健服务；为社区 0～3 岁婴幼儿建立成长档案。卫生部门同时还负责对社区 0～3 岁婴幼儿家长进行婴幼儿卫生保健、营养、生长发育等方面的指导，及时提供 0～3 岁婴幼儿生长发育数据等信息。

（3）妇联

妇联应该在社区做好 0～3 岁婴幼儿及其家长接受早期教育指导的组织发动工作，向家长宣传科学育儿的理念，保证社区内所有的 0～3 岁婴幼儿及其家长都能得到有效的早期教育指导，提高家长的早期教养水平。协调社会各界，优化婴幼儿的成长环境，切实维护婴幼儿的合法权益；大力推进家庭早期教育工作，参与社区早期教育基地的家长培训；配合教育部门，为社区早期教育基地的开办创造良好的条件，提高有效的服务。

（4）计划生育部门

计划生育部门负责做好优生优育宣传工作，提供社区婚育信息，掌握社区内 0～3 岁婴幼儿及其家庭的基本信息，提供婴幼儿数据及相关资料；配合教育、卫生部门，开展优生优育工作指导，及时提供社区内 0～3 岁婴幼儿的人数信息；支持社区早期教育基地的发展。

四、组织开展多种形式的社区早期教育活动

（一）亲子活动

亲子活动主要有平日班、半日班、小时班、周末班等，各社区早期教育基地应

该根据实际情况选择适宜的形式并确定合适的时间。

1. 全日制亲子活动

全日制亲子活动的时间为一天，从活动类型上看主要包括生活活动、游戏活动，活动内容包括婴幼儿各方面的发展、婴幼儿生活、学习习惯等多个方面。

 知识拓展 9-5

2～3岁婴幼儿班一日活动计划

一日活动时间	活动内容
8：30~9：00	入园
9：00~9：20	音乐律动
9：20~9：40	如厕、语言交流
9：40~10：00	亲子活动
10：00~10：40	区角活动
10：40~11：20	户外活动
11：20~11：30	如厕、洗手
11：30~12：00	午餐
12：00~12：20	散步
12：20~14：20	午睡
14：20~15：00	户外活动
15：00~15：20	阅读活动
15：20~16：00	区角活动
16：00	离园

2. 半日制亲子活动

半日制亲子活动的时间为半天，从活动类型上看主要包括生活活动和游戏活动，活动内容包括动作发展、语言发展、技能发展、认知发展、生活习惯、艺术活动等多个方面，不同月龄的婴幼儿的活动设计有所区别。

拓展阅读

拓展阅读

3. 小时制亲子活动

小时制亲子活动一般在周末开展，开展时间为 1 ～ 2 小时，活动内容一般将认知发展、动作发展、语言发展、艺术发展等相互整合，从而促进婴幼儿比较全面的发展。

拓展阅读

4. 周末班亲子活动

周末班亲子活动一般在周六和周日的一个早上进行，活动时间一般为 9：00 ～ 12：00，活动内容包括动作发展、语言发展、技能发展、认知发展、生活习惯、艺术活动等方面。

（二）为看护者提供其需求的适宜的服务与指导

由于 0 ～ 3 岁婴幼儿大都散居在社区中，分布于各个家庭。因此，整合早教基地和社区的各种资源，为看护者提供其需求的适宜的服务与指导，提高看护者的科学育儿能力，是促进 0 ～ 3 岁婴幼儿健康和谐发展的重要途径。

1. 采取灵活多样的形式，进行一对一指导

一对一指导是指专职的早教指导者或保健医生在相对固定的一段时间内，针对单个婴幼儿及其家庭提供有针对性的指导与服务。服务形式主要包括入户指导、个案研究、访谈等一对一的指导服务。

2. 开办专题讲座、专家咨询

社区早期教育基地利用自身的资源优势，邀请婴幼儿早期发展方面的专家，就婴幼儿教养中的各种问题，对社区内婴幼儿家长进行专题讲座和咨询。服务形式包括社区大讲堂、家长学校、现场辨析和指导等集体指导形式。

3. 面向社区，不定期开展公益性的大型亲子活动

早教基地可以不定期地面向社区，组织由婴幼儿和看护者共同参与的大型亲子活动，旨在提升亲子互动质量，具有一定的娱乐性，能取得较好的早教宣传活动效果，参与性较强。服务形式包括社区亲子运动会、亲子郊游、社区亲子游戏、亲子联欢会等。

4. 面向社区，定期开展小型亲子活动

社区早期教育基地可以在社区内某一固定的活动场地内，定期组织社区散居儿童及家长参与小型亲子活动。服务形式包括社区活

拓展阅读

动站、游戏小组。

5. 调动看护者积极性，开办看护者沙龙

沙龙更强调以看护者为主角，看护者可以自由参与，由看护者或者早教指导者分别组织，也可由两者共同组织和实施活动；活动内容可结合看护者比较关心的婴幼儿教养问题设计话题，也可针对看护者的不同类型、特点和需要；其目的是为看护者提供交流育儿经验、讨论问题或困惑的沟通平台。服务形式包括妈咪俱乐部、爸爸聊吧、亲子快乐屋等。

6. 开设热线电话，及时满足看护者的育儿困惑

早教基地开设专门用于婴幼儿养育咨询和答疑的电话，向社区、家庭广泛公布热线电话号码，由专人或小组负责接听、回答和记录。服务形式包括亲子热线、育儿热线等。

7. 开设网络平台

利用现代信息多媒体技术，通过互联网进行婴幼儿早教的普及宣传、知识传播和答疑解惑、专家咨询等。服务形式包括：亲子博客、专家在线、亲子网站、亲子信箱、网上书吧等。

8. 定期开放基地内玩具设施，保证早教活动的公益性和覆盖率

发挥社区早期教育基地的优势，定期面向社区婴幼儿家庭开放，供0～3岁婴幼儿免费使用。服务形式包括开放大型玩具器械、开放园内图书馆等。

本章思考与实训

一、思考题

1. 简要回答社区早期教育基地开办的前提。

2. 社区早期教育基地开办的物质准备有哪些？

3. 社区早期教育基地开办的宣传途径主要有哪些？

4. 简述建立健全社区早期教育基地规章制度的意义。

5. 社区早期教育基地的社会外部支持系统主要有哪些？

6. 结合实际分析社区早期教育基地教育活动的主要形式。

二、案例分析

如果你要去 ×× 社区早期教育基地面试，以下是面试的题目，你将如何作答？

1. 请简单陈述你的早期教育理念。

2. 您认为作为早期教育教师需要具备哪些要求？

3. 请简单描述三种适合 1 岁半婴幼儿早期教育的活动。

4. 如果你的班级有一个孩子哭了，你会怎么做？

参考文献

[1] 北京市教育委员会. 0 ～ 3 儿童早期教育指南 [M]. 北京： 北京师范大学出版社，2010.

[2] 陈帼眉. 学前儿童发展心理学 [M]. 北京：北京师范大学出版社，2000.

[3] 戴光霞，张丽，王兴伟. 现代儿童保健 [M]. 上海：第二军医大学出版社，2007.

[4] 何慧华. 0 ～ 3 岁婴幼儿的保育与教育 [M]. 上海：上海交通大学出版社，2013.

[5] 孔宝刚，盘海鹰. 0 ～ 3 岁婴幼儿的保育与教育 [M]. 上海：复旦大学出版社，2012.

[6] 李乘好. 婴幼儿护理基本技能 [M]. 北京：工人出版社，2009.

[7] 李淑娟. 十月怀胎全书 [M]. 北京：中国纺织出版社，2013.

[8] 林艺淇. 健康怀孕一本通 [M]. 长春：吉林科学技术出版社，2013.

[9] 柳倩，徐琼. 0 ～ 3 儿童健康与保育 [M]. 上海：华东师范大学出版社，2012.

[10] 陆恒. 现代家庭育儿须知 [M]. 武汉：湖北科学技术出版社，1989.

[11] 孟斐. 怀孕·分娩·育儿 [M]. 天津：天津科学技术出版社，2013.

[12] 青影. 图解怀孕妊娠分娩一本通 [M]. 北京：中医古籍出版社，2013.

[13] 佟文霞. 怀孕一本通 [M]. 北京：中国人口出版社，2013.

[14] 万迪人，谢庆. 0 ～ 3 岁婴幼儿早期教育事业发展与管理 [M]. 上海：复旦大学出版社，2011.

[15] 王金玲，祝雅珍. 0 ～ 3 岁婴幼儿保育与教育 [M]. 北京：化学工业出版社，2015.

[16] 王云志. 家庭婴幼儿抚育 [M]. 北京：高等教育出版社，1999.

[17] 文颐. 婴儿心理与教育（0 ～ 3 岁）[M]. 北京：北京师范大学出版社，2011.

[18] 文颐，王萍. 0 ～ 3 岁婴幼儿保育与教育 [M]. 北京：科学出版社，2015.

[19] 许积德. 0 ～ 3 岁育儿全程指导（第三版）[M]. 上海：上海科学技术出版社，2014.

[20] 徐小妮. 0 ～ 3 岁婴幼儿教养教程 [M]. 上海：复旦大学出版社，2011.

[21] 尹坚勤，张元. 0 ～ 3 岁婴幼儿教养手册 [M]. 南京：南京师范大学出版社，2013.

[22] 于松. 婴幼儿疾病防治与护理大全（0 ～ 3 岁）[M]. 北京：华夏出版社，2010.

[23] 张凤华. 海淀区社区儿童早期教育基地管理手册 [M]. 北京：北京师范大学，2010.

[24] 张家琼，李丹. 0～3 岁婴幼儿家庭教育与指导 [M]. 北京：科学出版社，2015.

[25] 张民生. 0～3 岁婴幼儿早期关心与发展的研究 [M]. 上海：上海科技教育出版社，2007.

[26] 张永红，赖莎莉. 0～3 岁婴幼儿的保育与教育 [M]. 武汉：武汉大学出版社，2015.

[27] 章永生. 怎样当个好爸爸好妈妈 [M]. 北京：北京师范大学出版社，1992.

[28] 郑琼. 0～3 岁婴幼儿亲子活动指导与设计 [M]. 福州：福建人民出版社，2013.

[29] 中国关心下一代工作委员会专家委员. 中国婴幼儿身心成长指南 [M]. 北京：化学工业出版社，2011.

[30] 周昶，习宁. 0～3 岁儿童早期教育指南 [M]. 北京：北京师范大学出版社，2010.